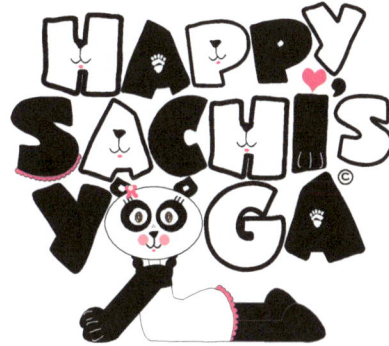

HAPPY, SACHI'S YOGA

zoo arcoíris

Sandra Clares García

HAPPY SACHI'S YOGA

zoo arcoíris

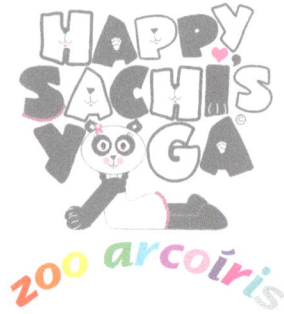

Sandra Clares García

2012

HSY - Happy Sachi's Yoga

ISBN-10: 0985992611
ISBN-13: 978-0-9859926-1-3

www.happysachi.com

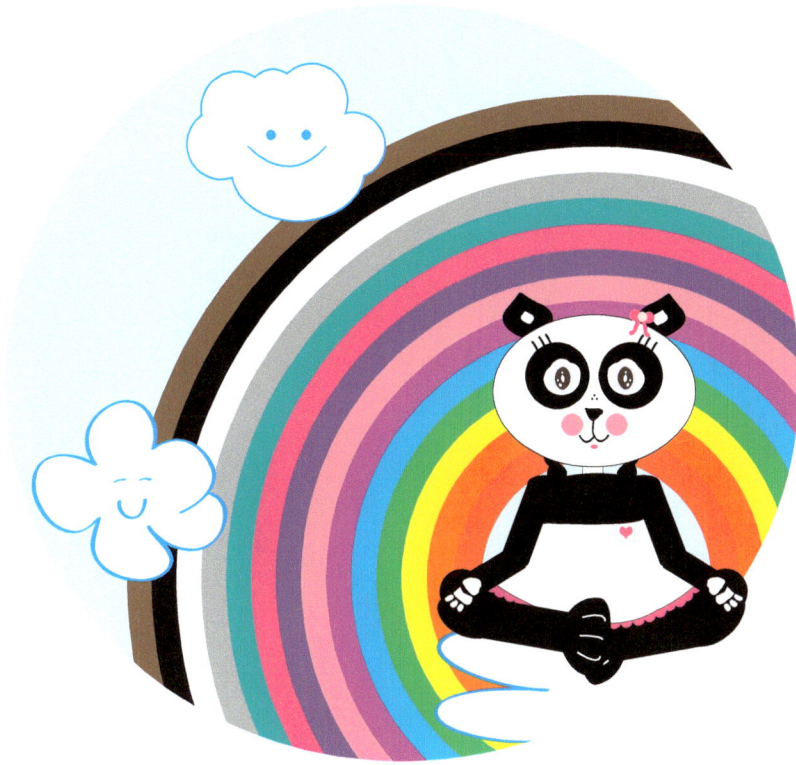

Este libro ha sido diseñado como herramienta para la práctica del yoga con niños pequeños de entre un año y cinco años de edad. El contenido consiste en posturas de yoga sencillas y, como apoyo para el aprendizaje de colores y animales. No importa la edad que uno tenga, el yoga lo podemos practicar todos: bebés, niños pequeños, niños, adolescentes, adultos y adultos mayores. Todo el que practique yoga puede gozar de los beneficios que nos brinda. Así que no importa la edad que tengas, tú y tus seres queridos pueden divertirse y aprender disfrutando de las posturas que aquí se presentan.

ESTE LIBRO ES DE

HAPPY

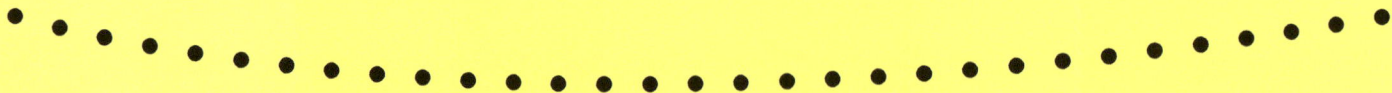

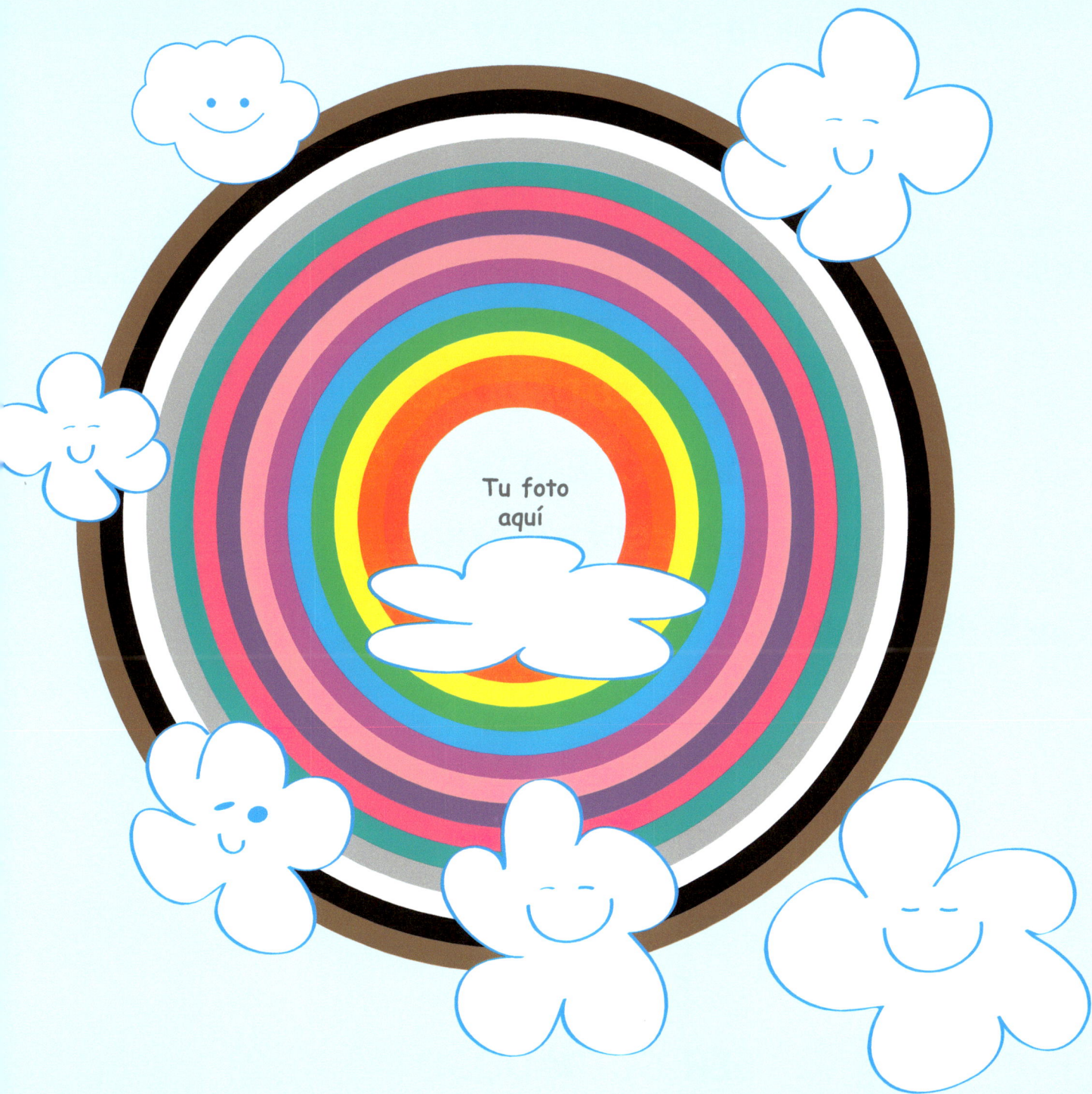

Tu foto
aquí

¡Hola! Soy Happy Sachi

¡Ve! y ¡Sé!

Es divertido y fácil; sólo necesitas seguir las instrucciones en la guía de posturas que encontrarás en la parte posterior del libro y:

SER CUIDADOSO

SER CREATIVO

SER ESPONTÁNEO

USAR TU IMAGINACIÓN EN TODO MOMENTO

SER DIVERTIDO

PASARLA BIEN

SER ALEGRE

SER JUGUETÓN

SER FELIZ

SER CUIDADOSO

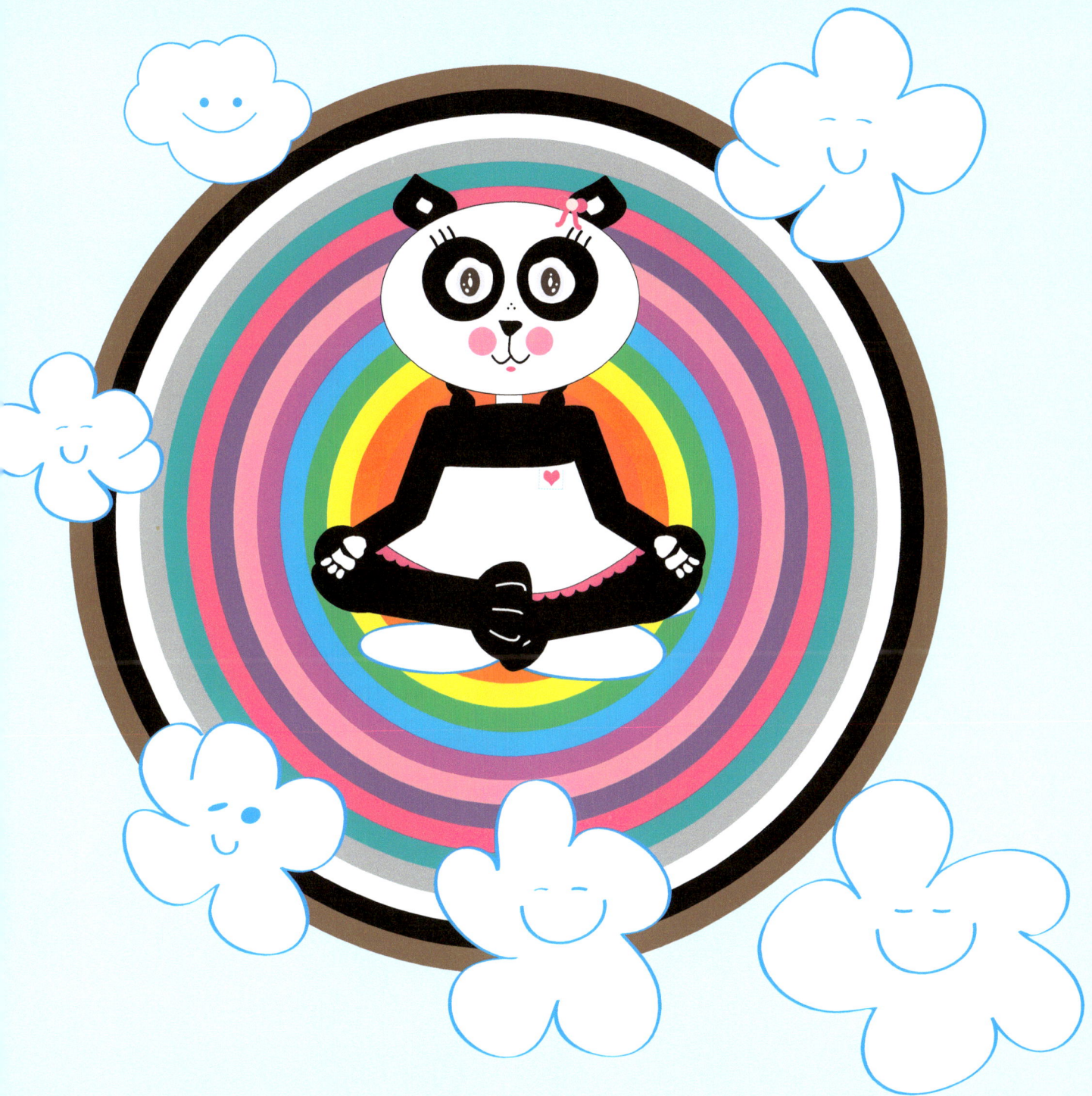

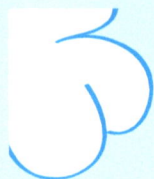

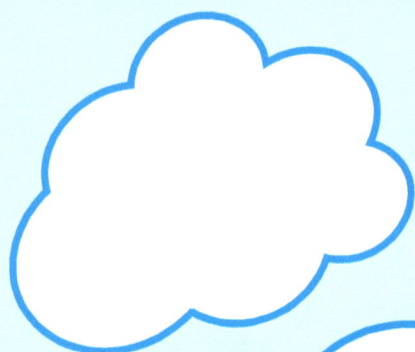

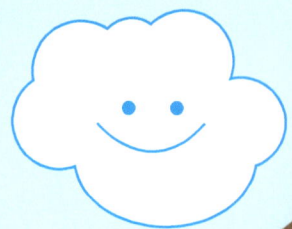

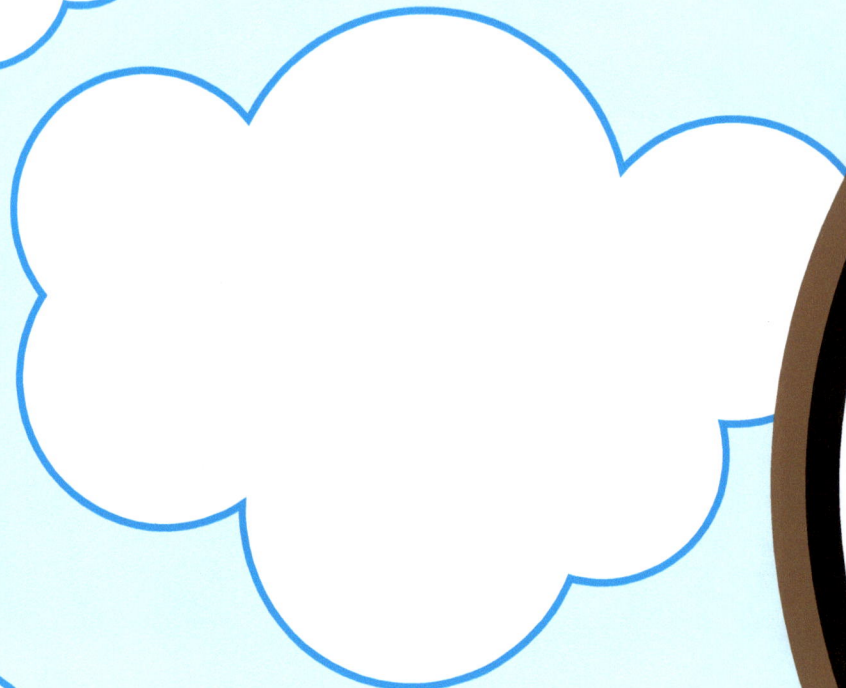

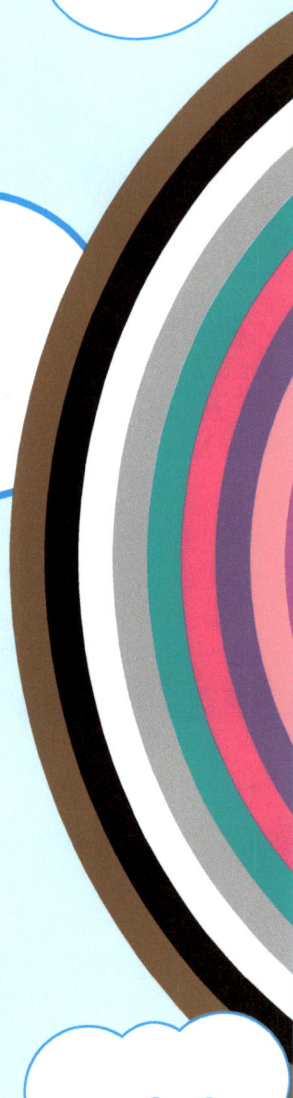

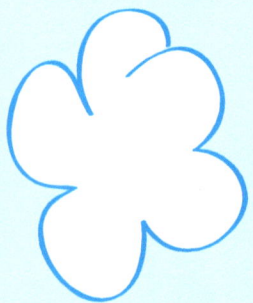

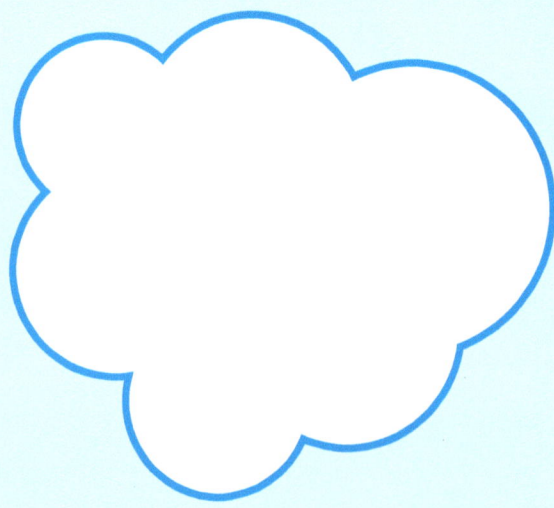

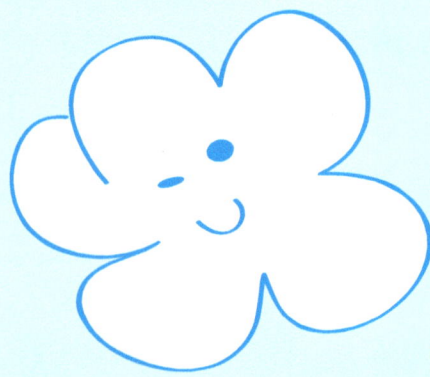

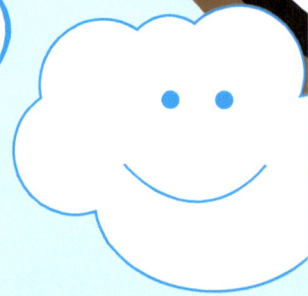

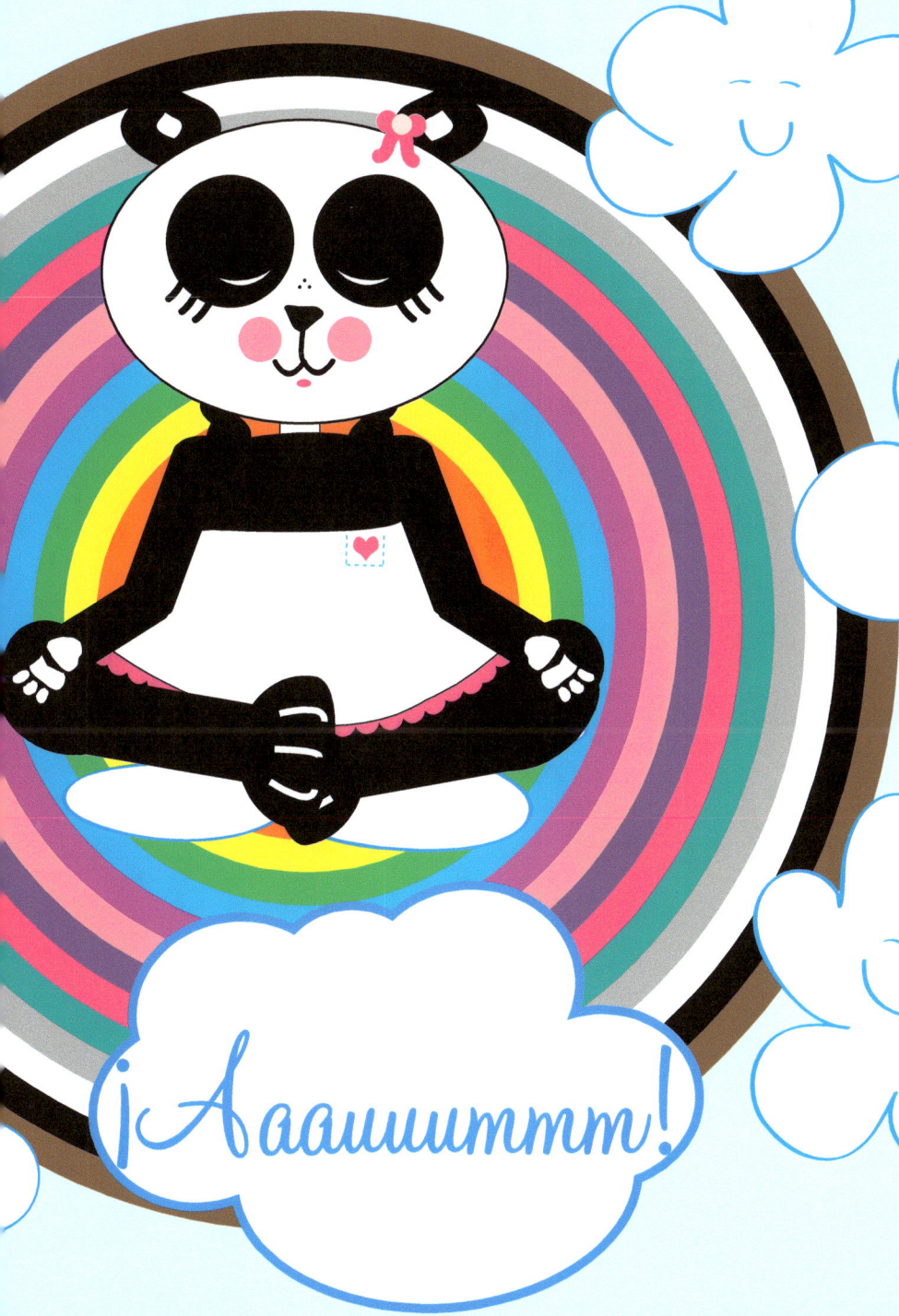

¡Aaauuummm!

¡Ve! una mariquita

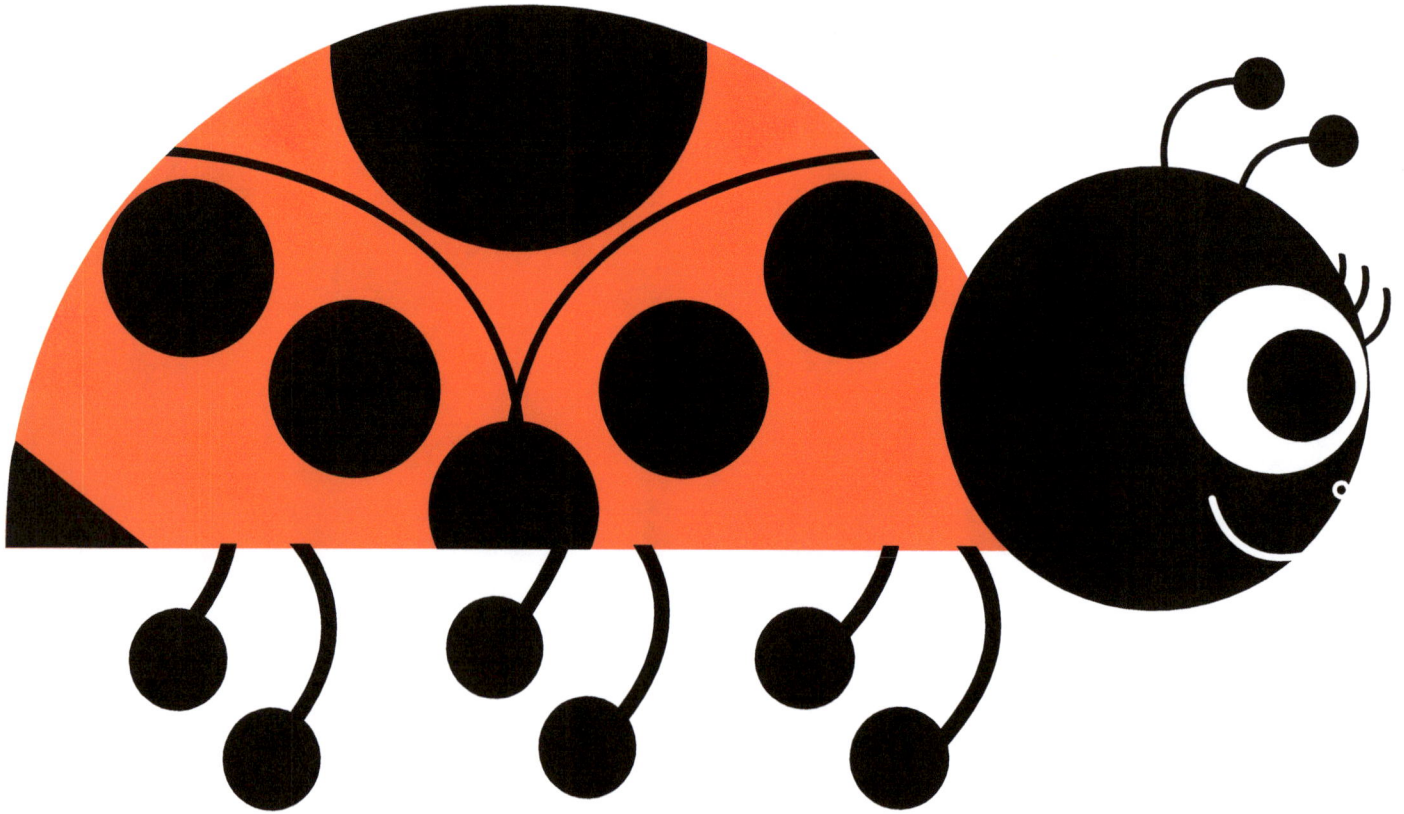

roja

¡Sé! una mariquita roja

¡chht chht!

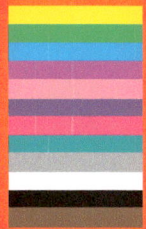

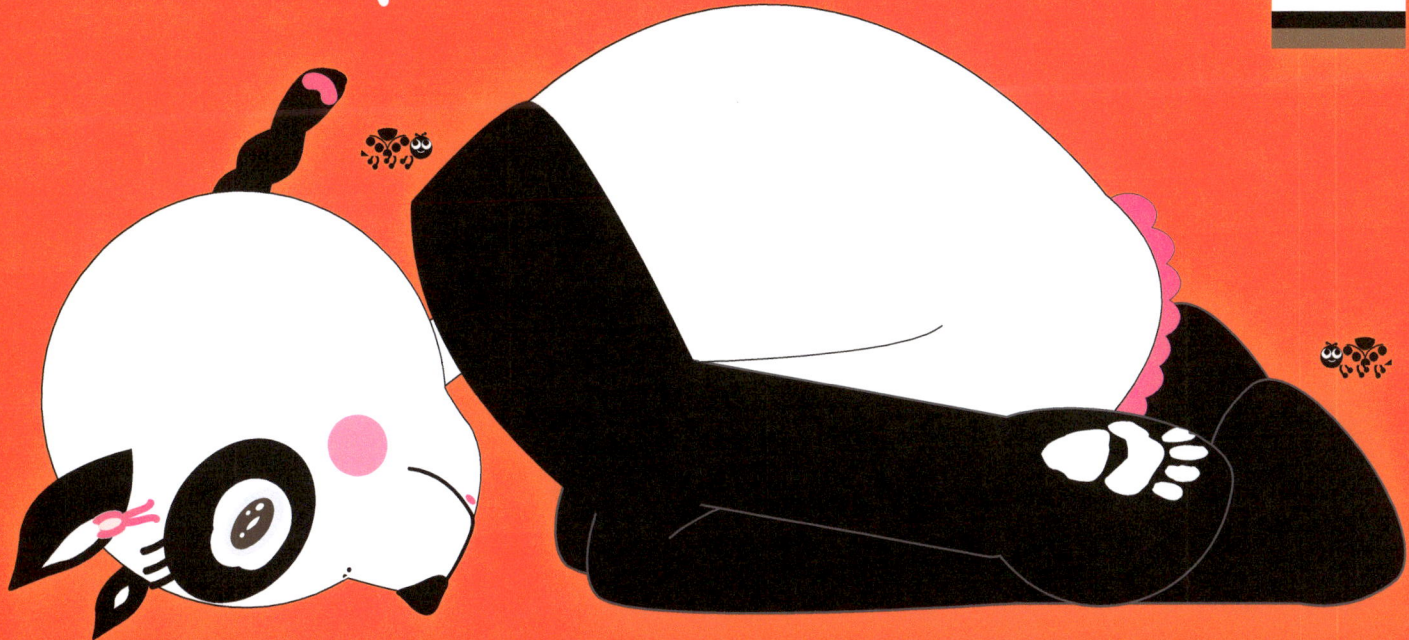

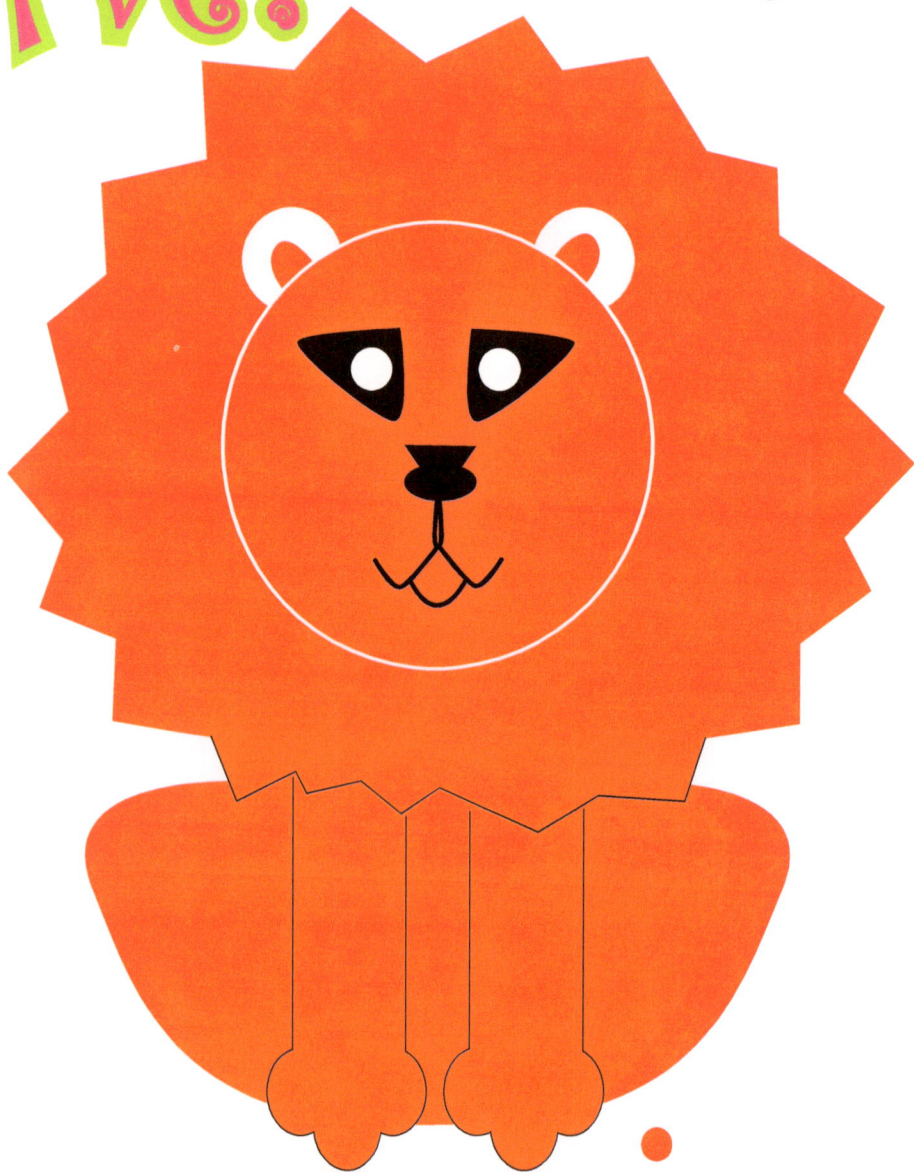

¡Ve! un león

naranja

¡Sé! un león naranja

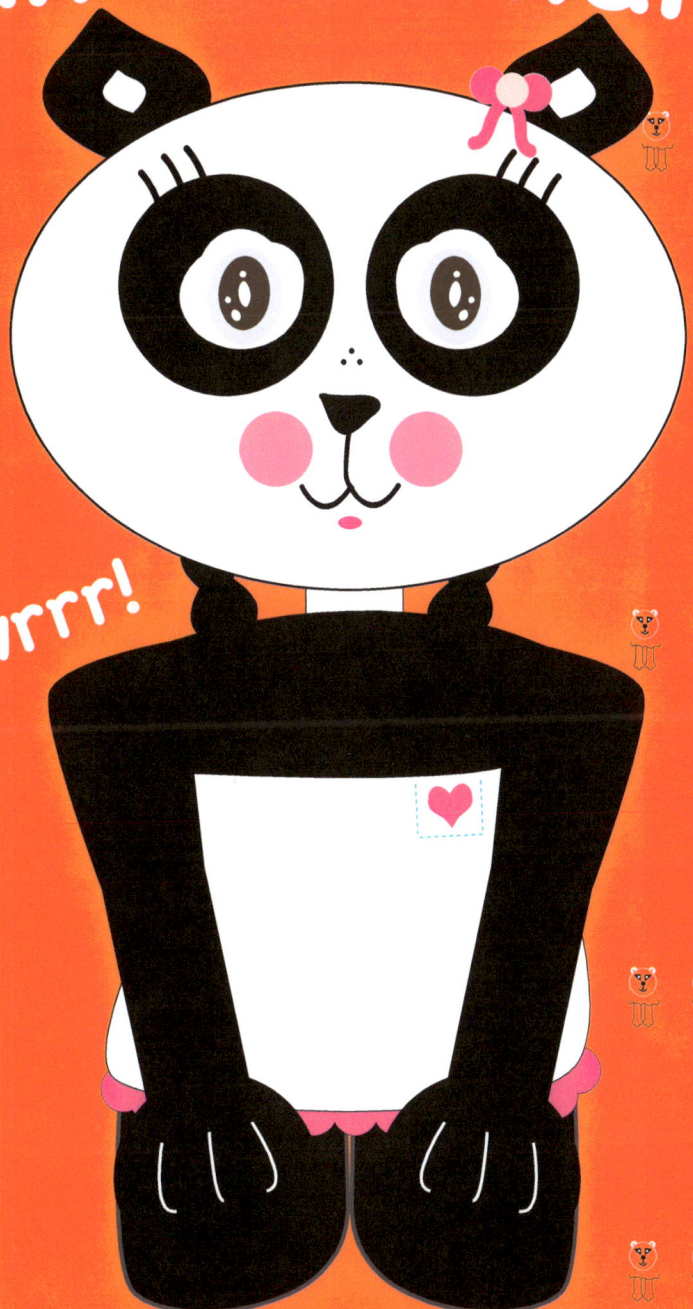

¡rawrrr rawrrr!

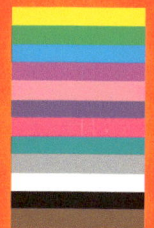

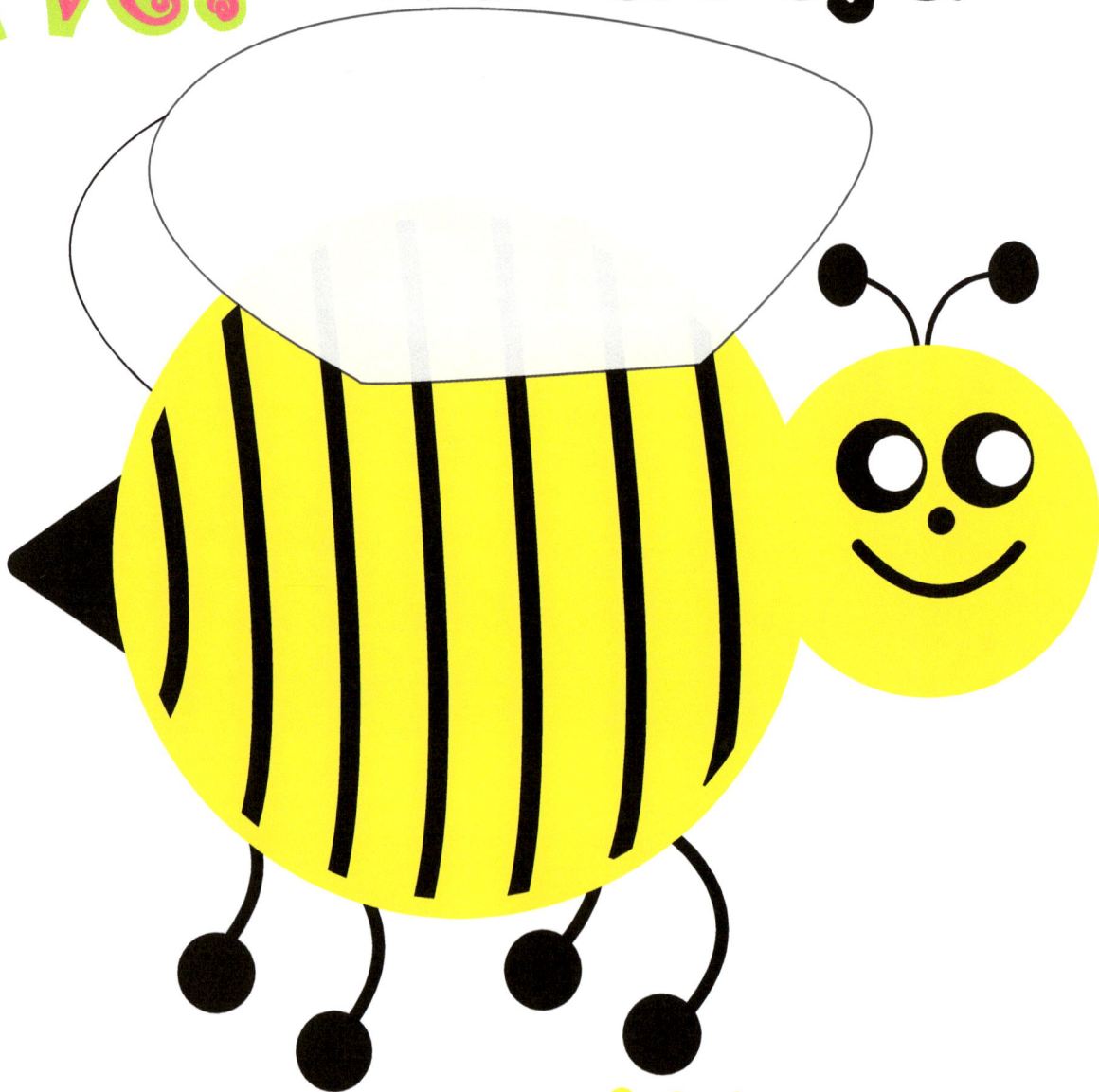

¡Ve! una abeja

amarilla

¡Sé! una abeja amarilla

¡bzzz bzzz!

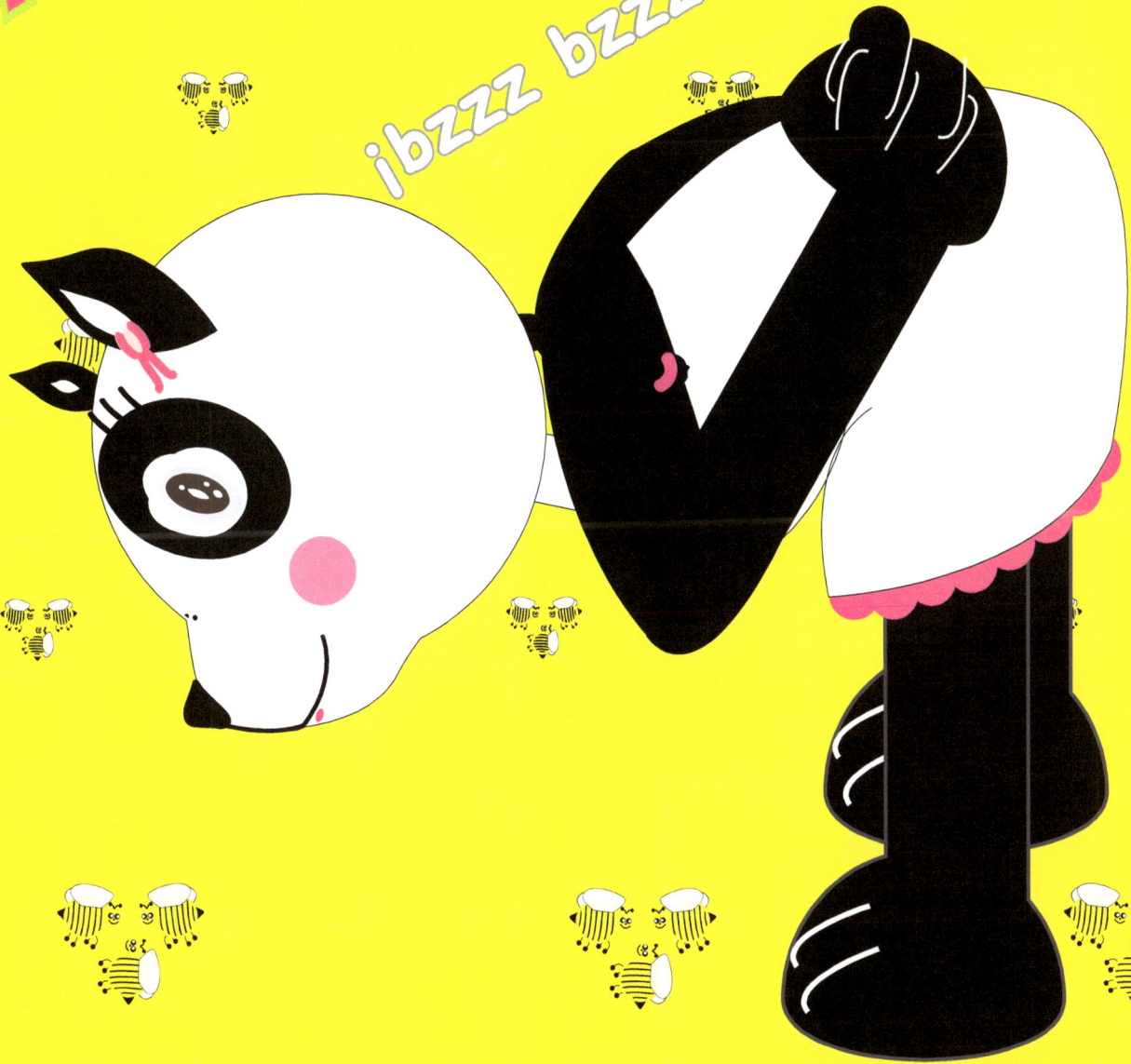
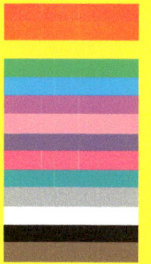

¡Ve! una rana

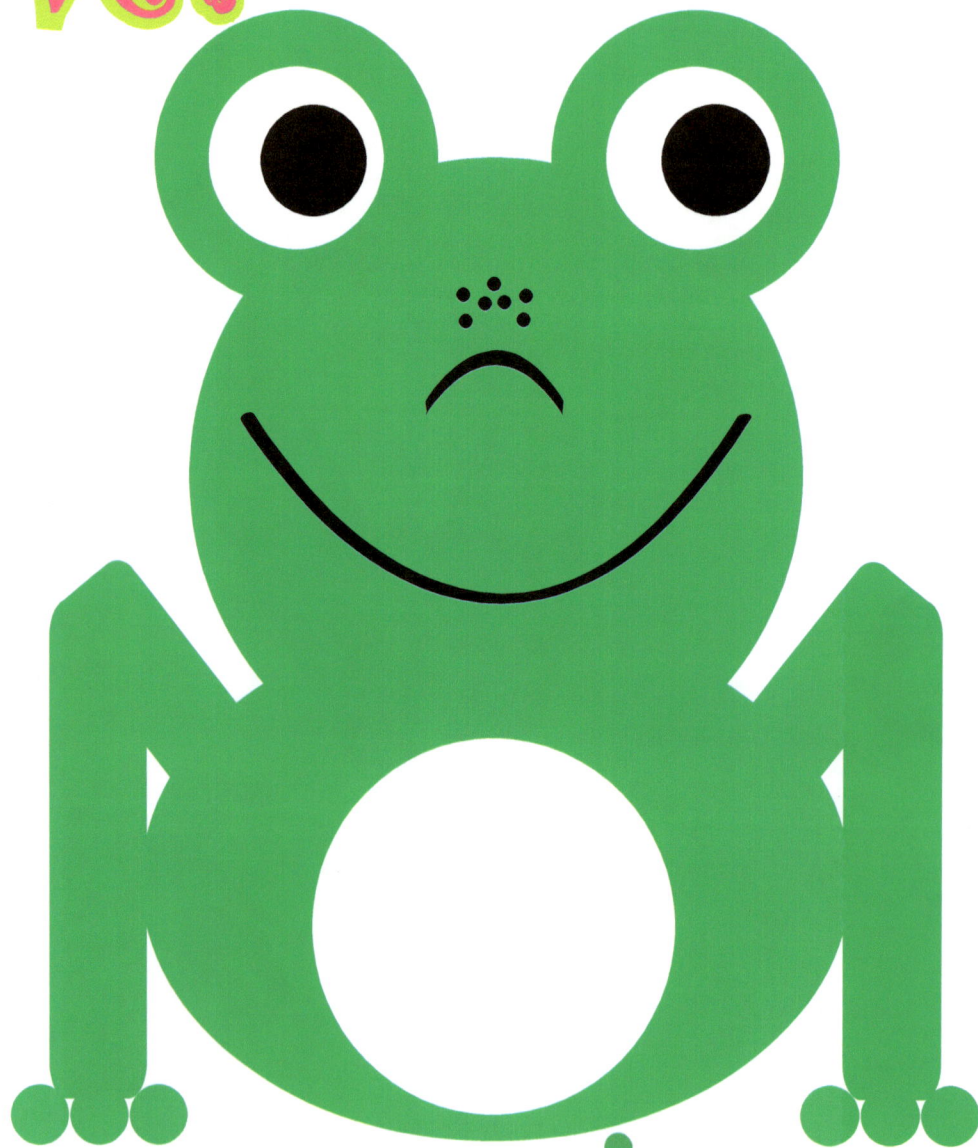

verde

¡Sé! una rana verde

¡cruac cruac!

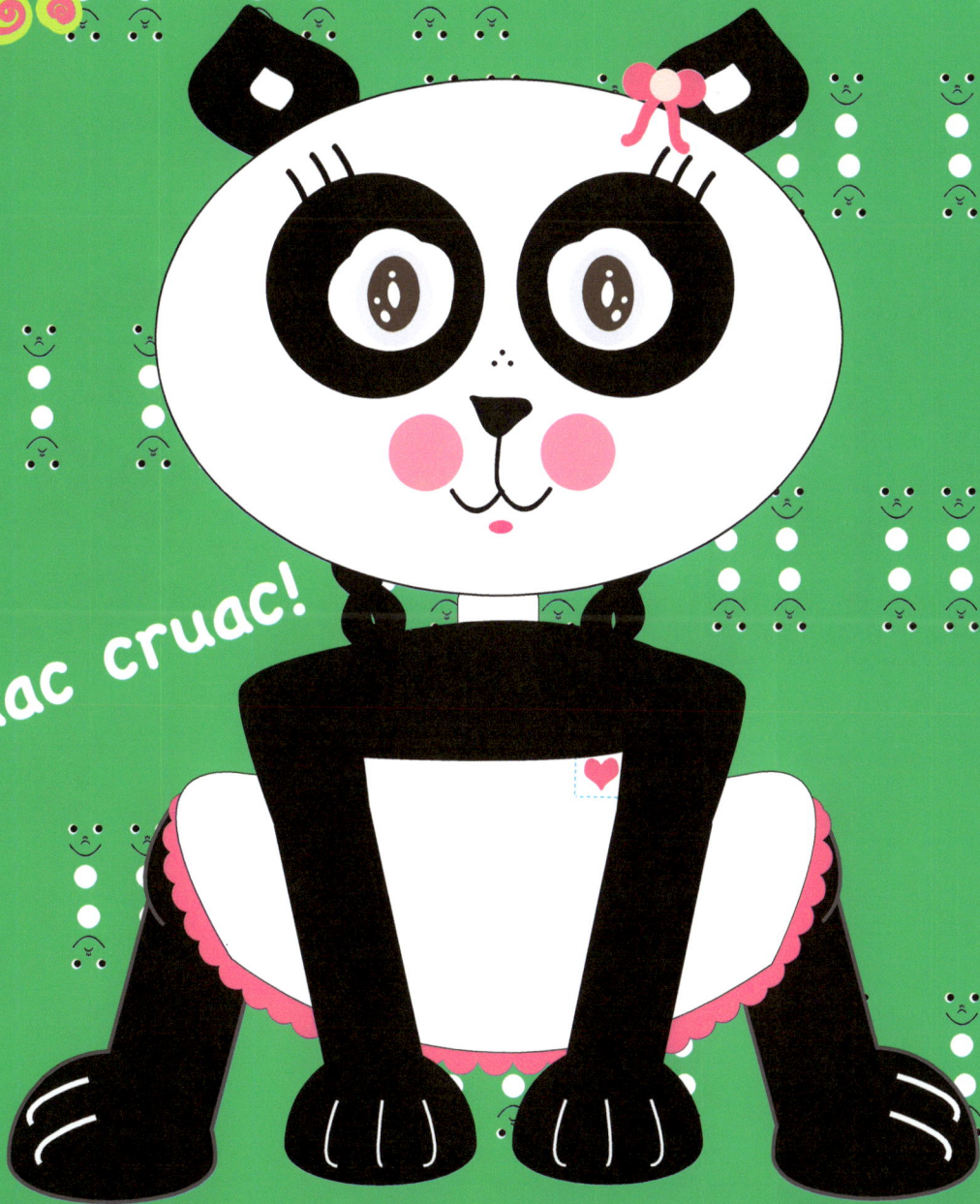

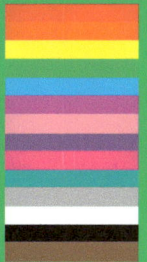

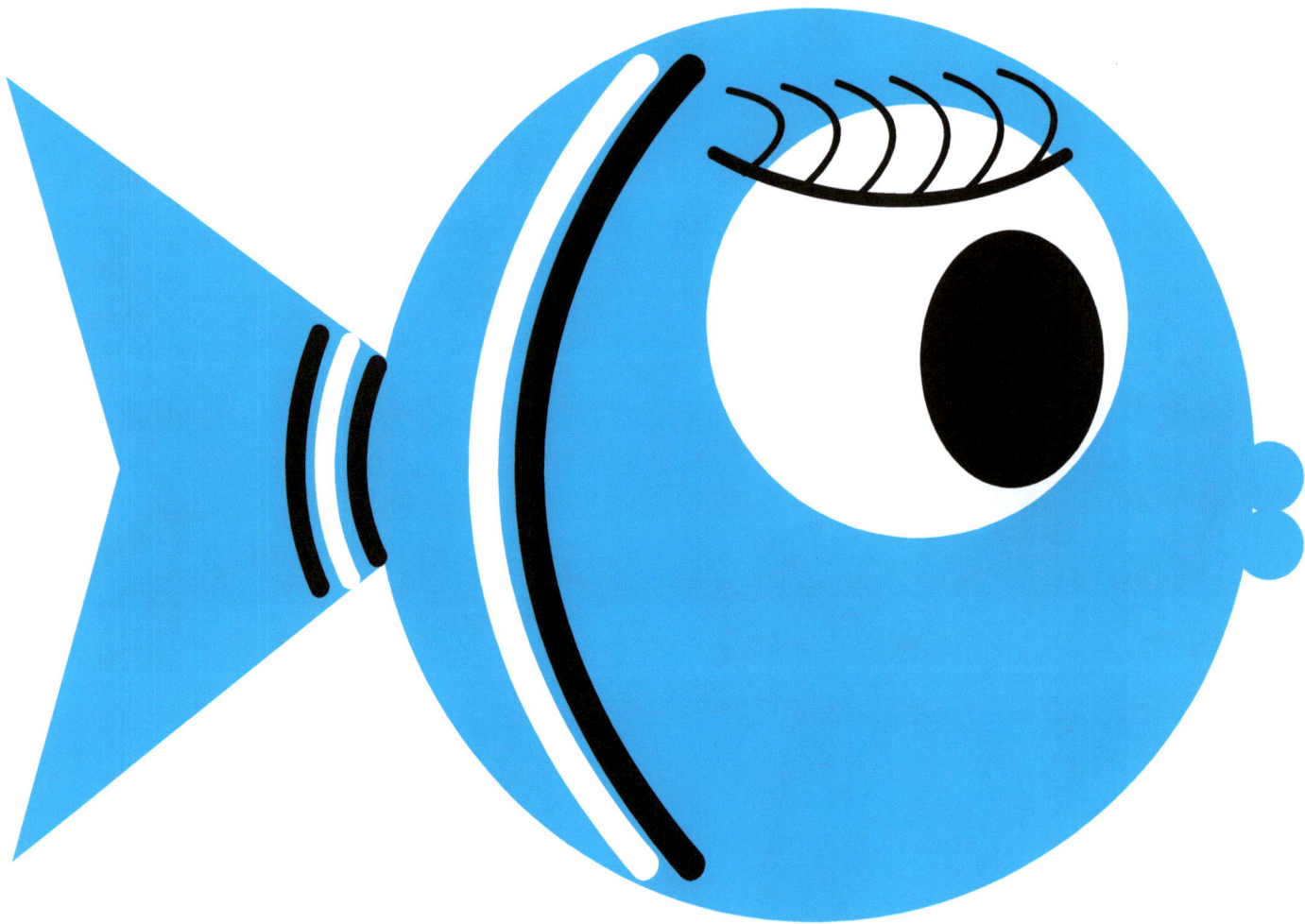

¡Ve! un pez

azul

¡Sé! un pez azul

¡glu glu!

¡Ve! una víbora

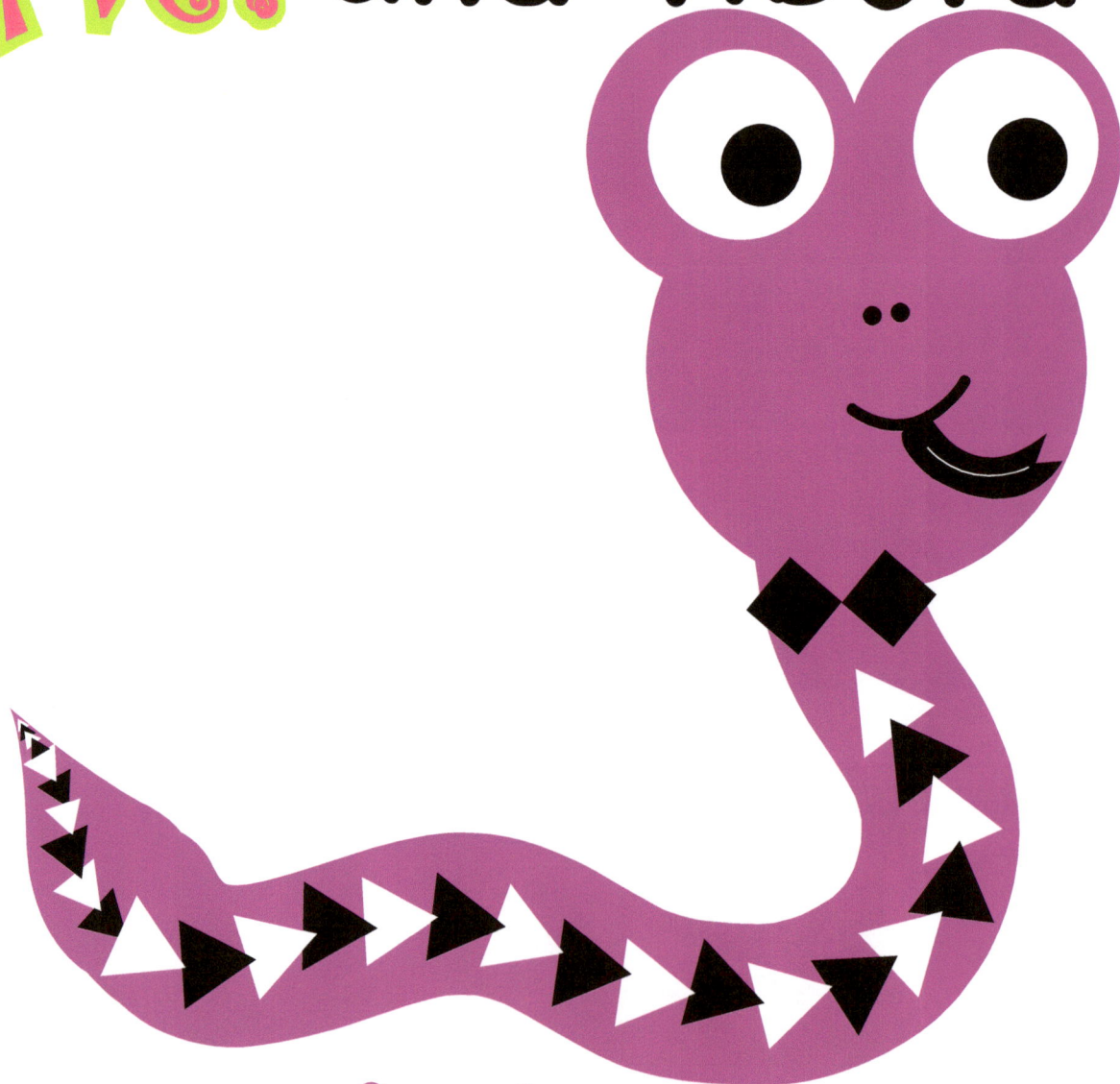

violeta

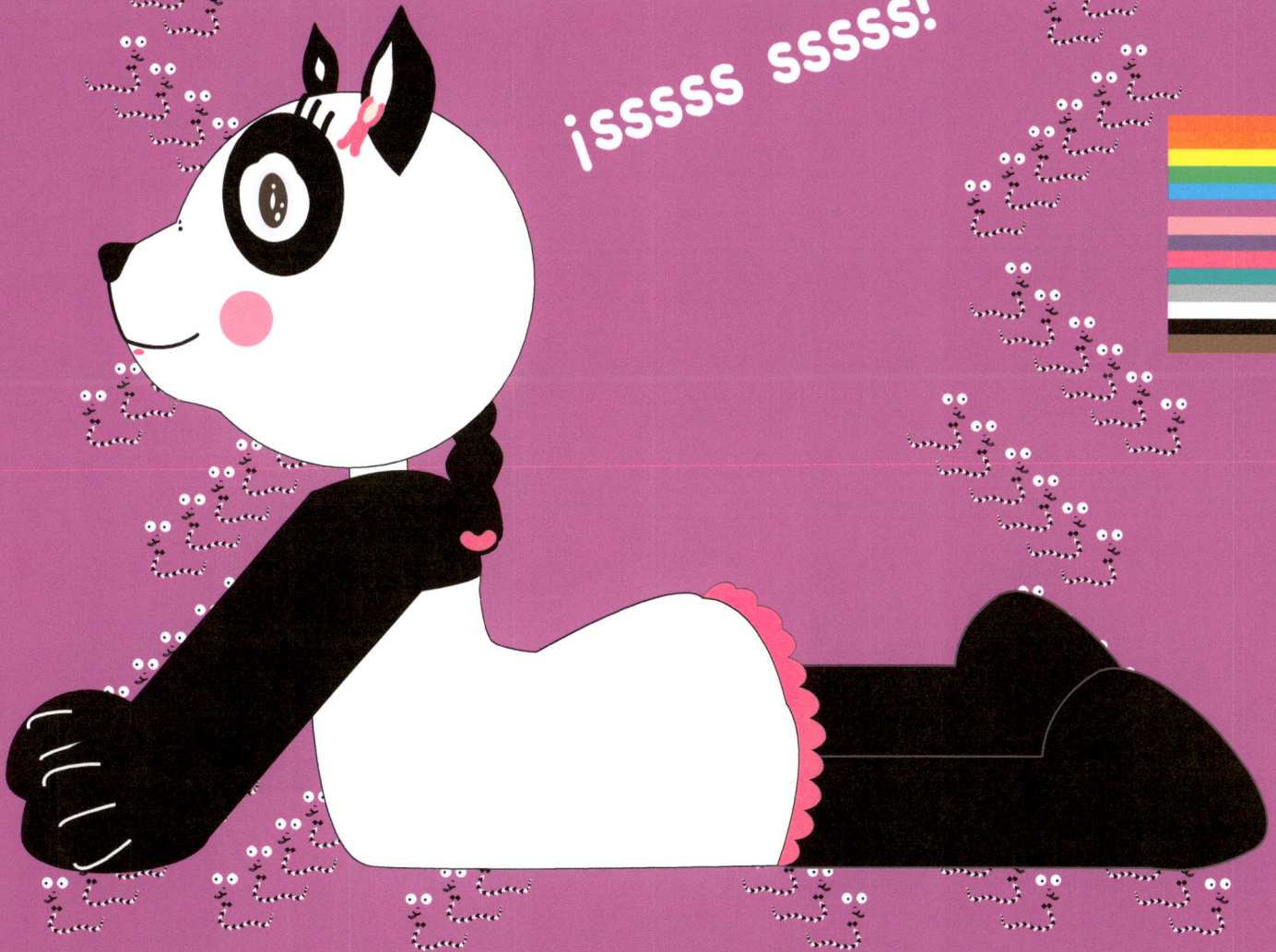

¡Sé! una víbora violeta

¡sssss sssss!

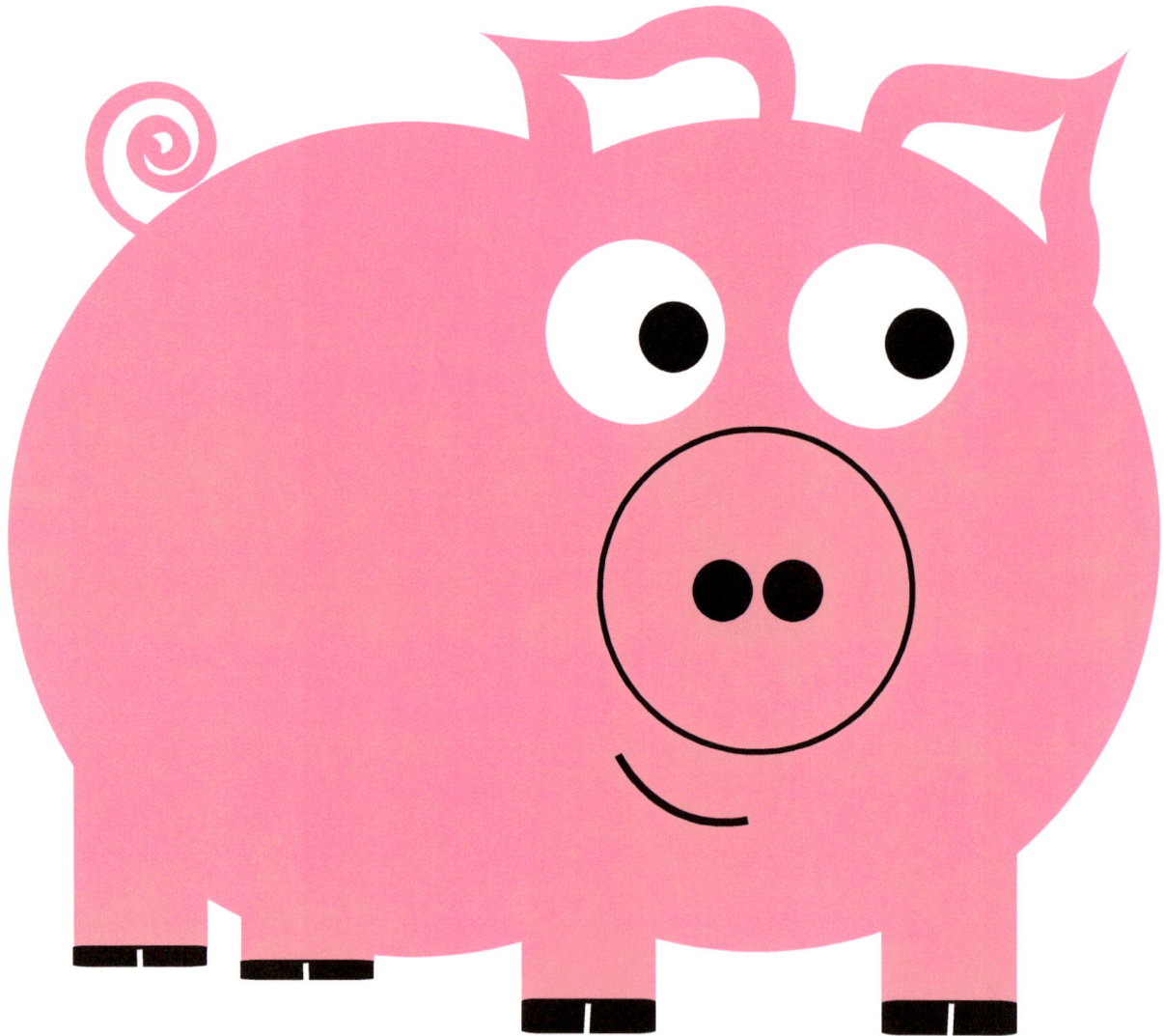

¡Ve! un cerdo

rosa

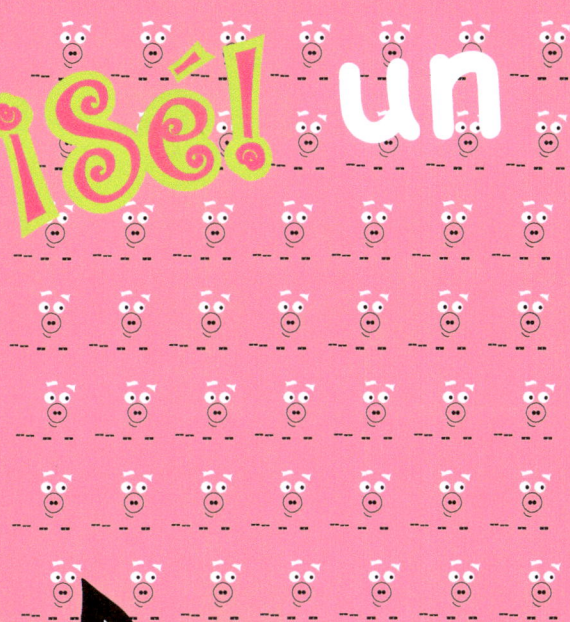

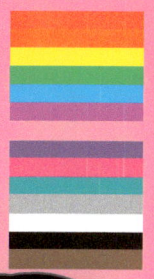

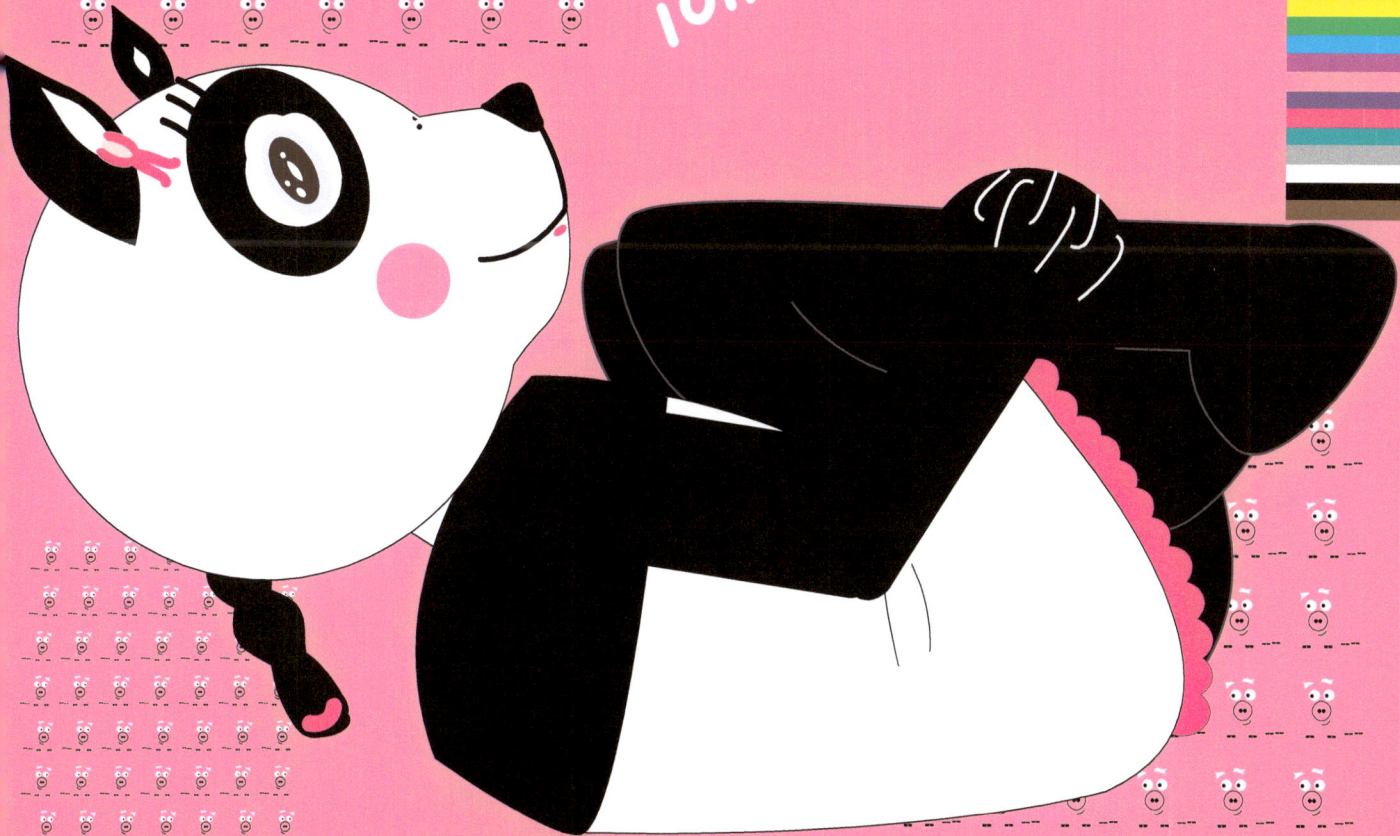

¡Ve! un elefante

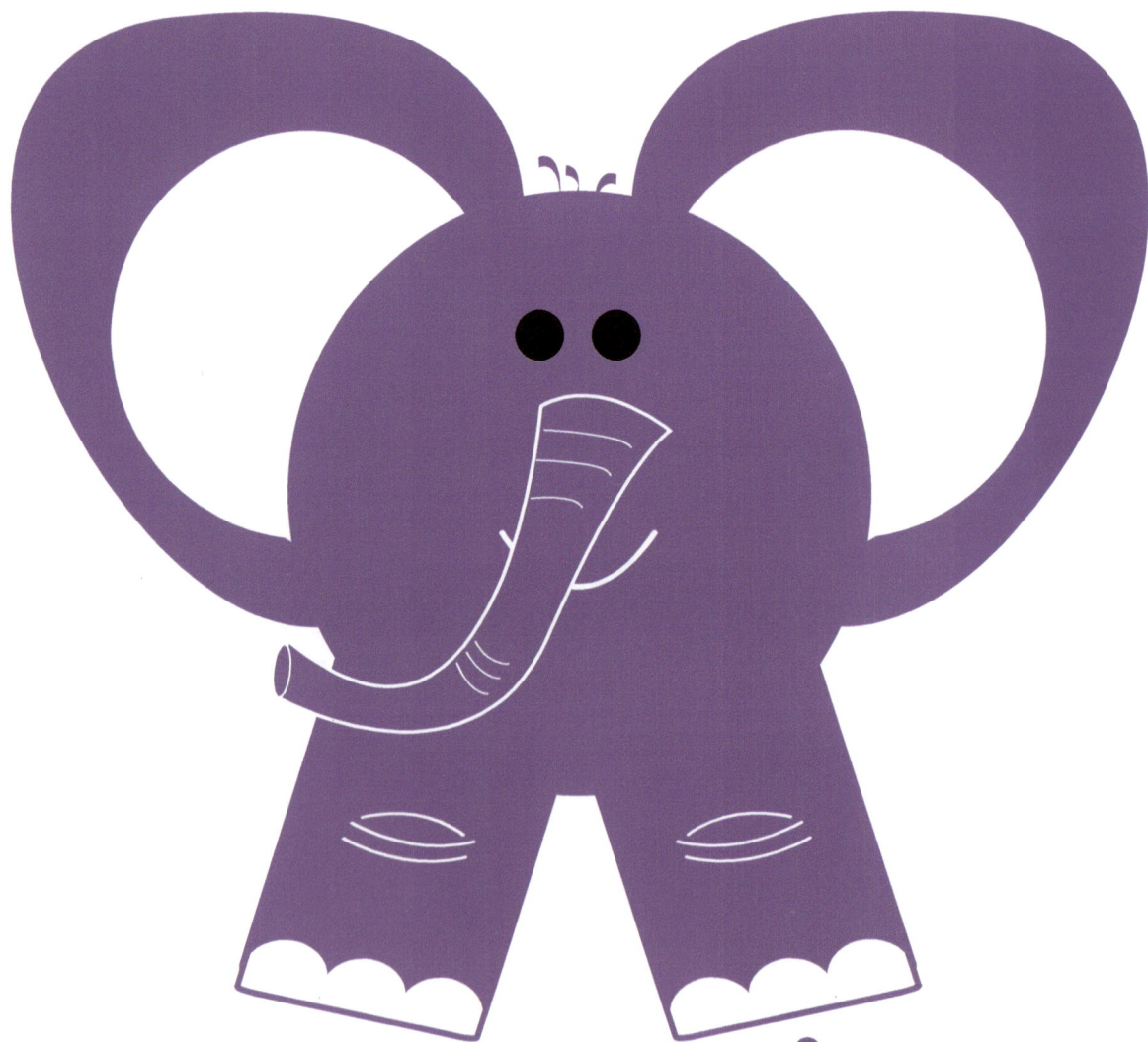

morado

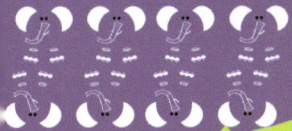
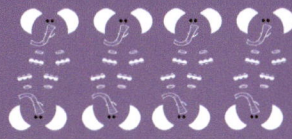
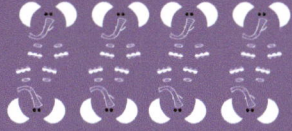

¡Sé! un elefante morado

¡tubrt tubrt!

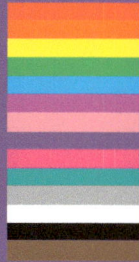

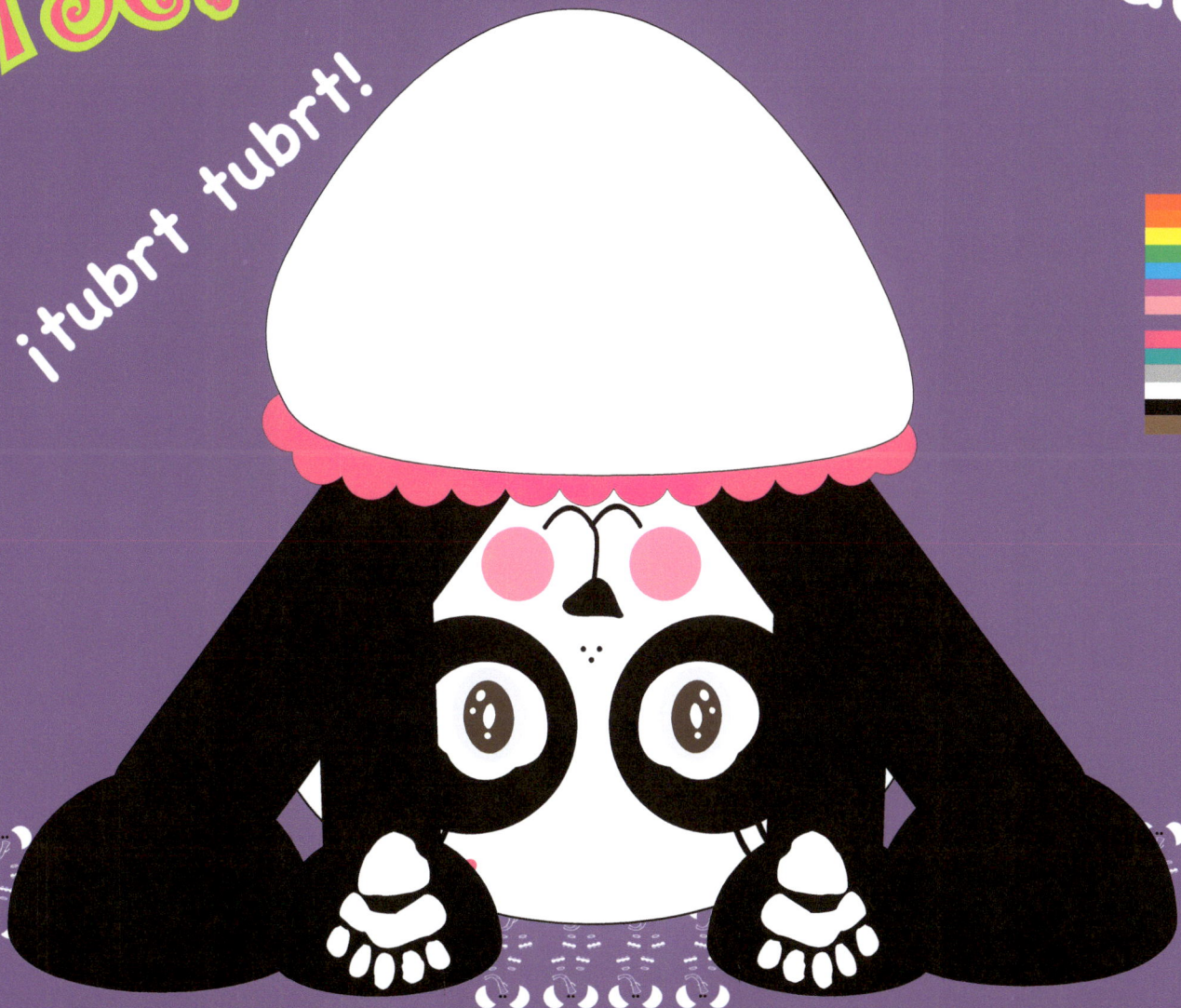

¡Ve! un flamingo fucsia

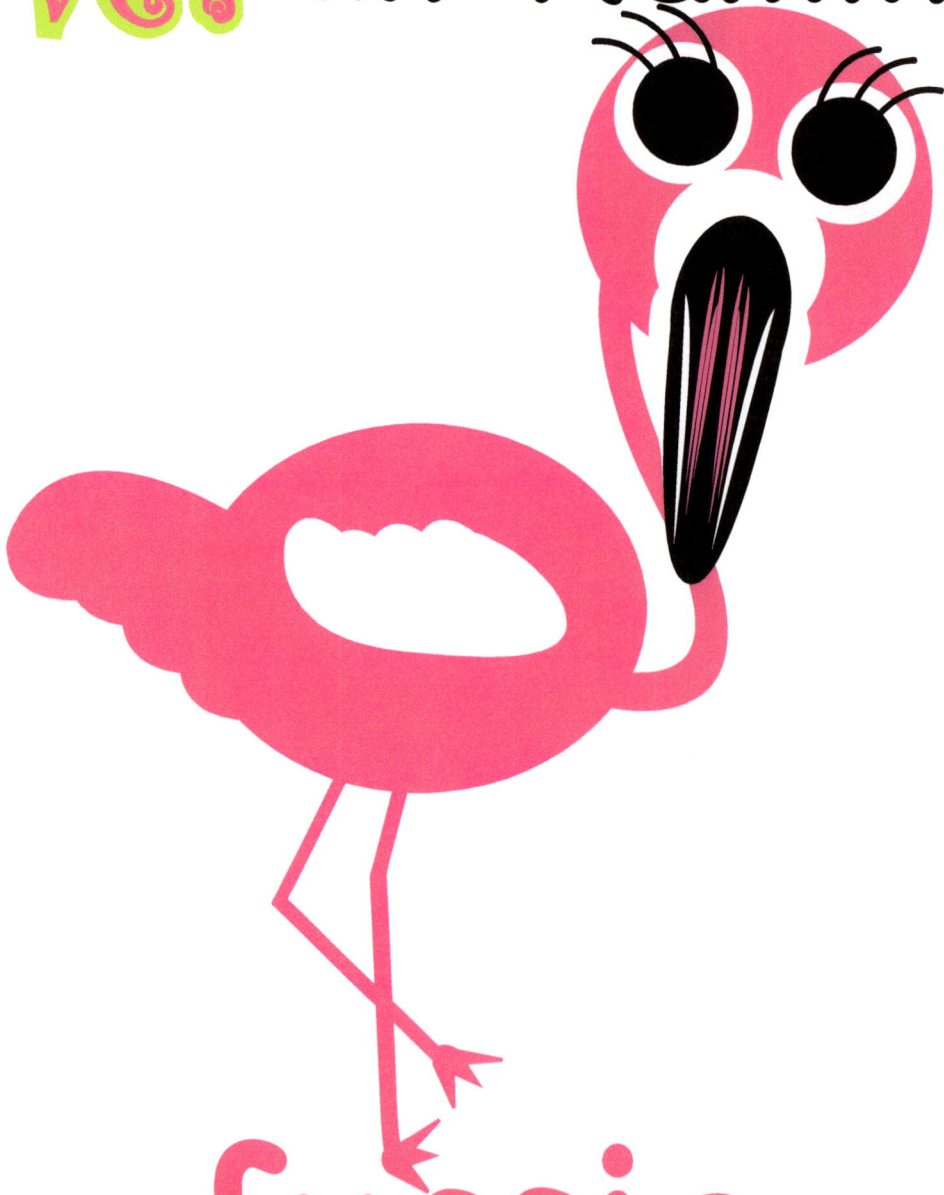

¡sí! un flamingo fucsia

¡tuit tuit!

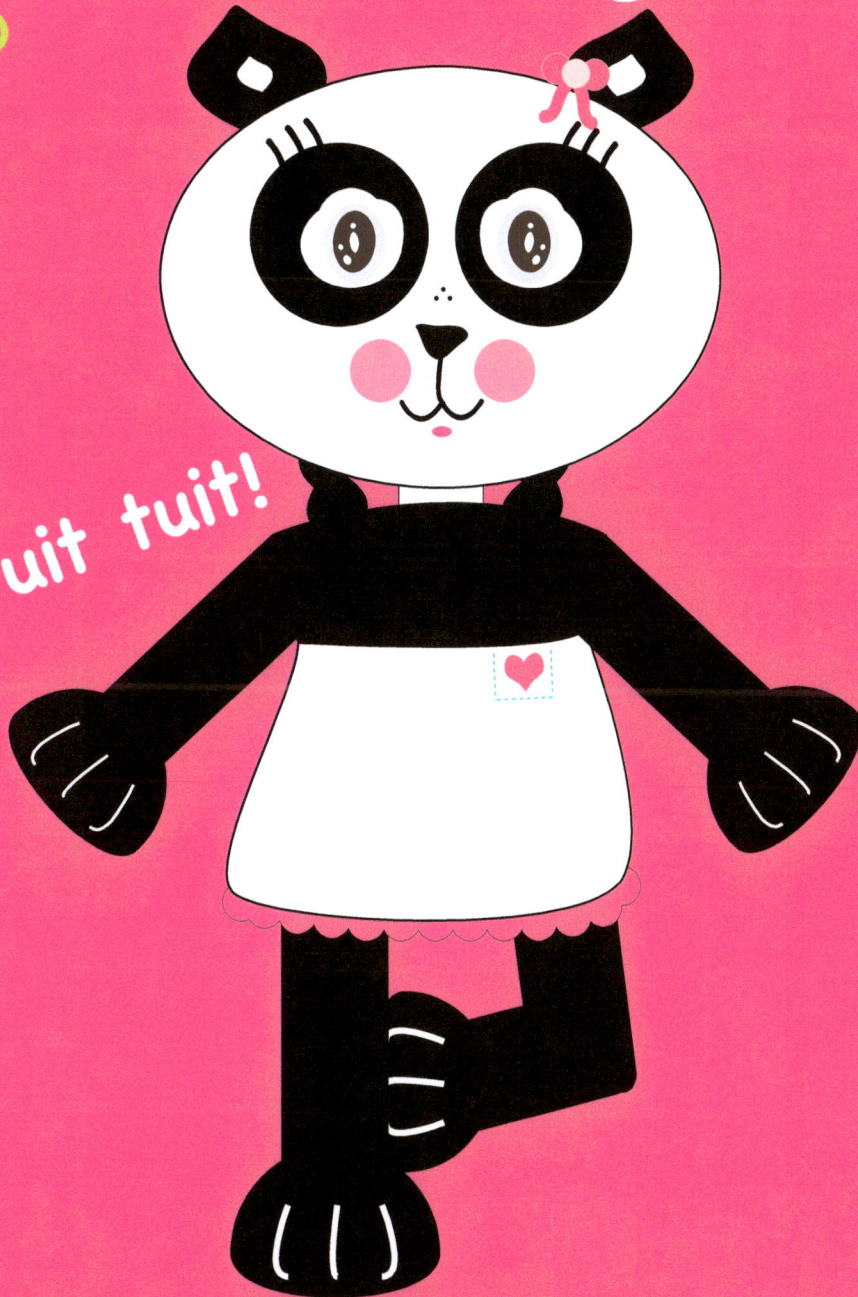

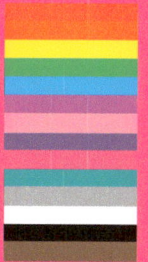

¡Ve! una mariposa

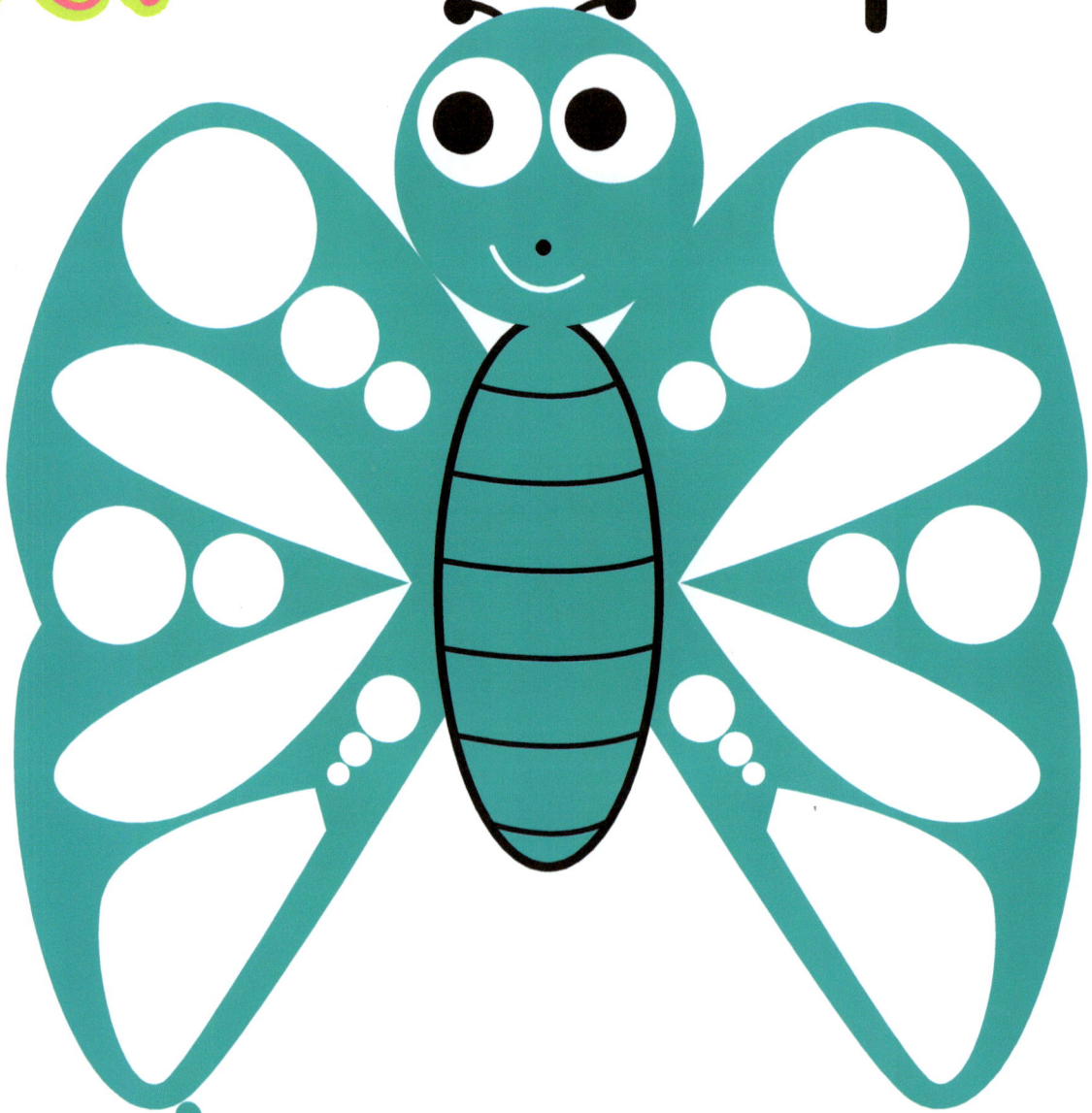

turquesa

¡Sé! una mariposa turquesa

¡flip flap!

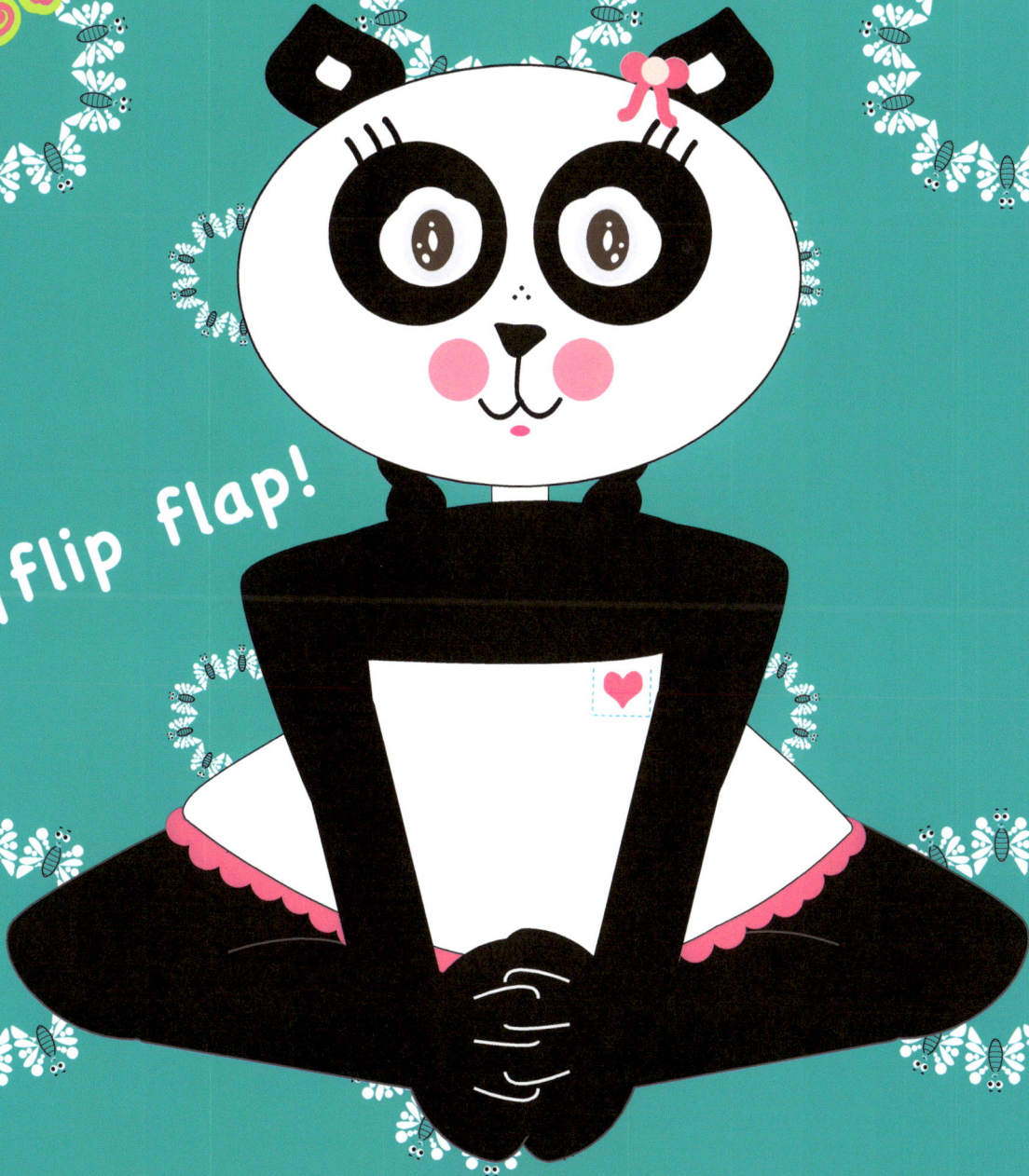

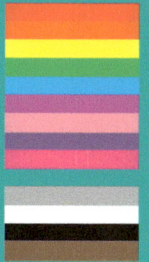

¡Ve! un borrego

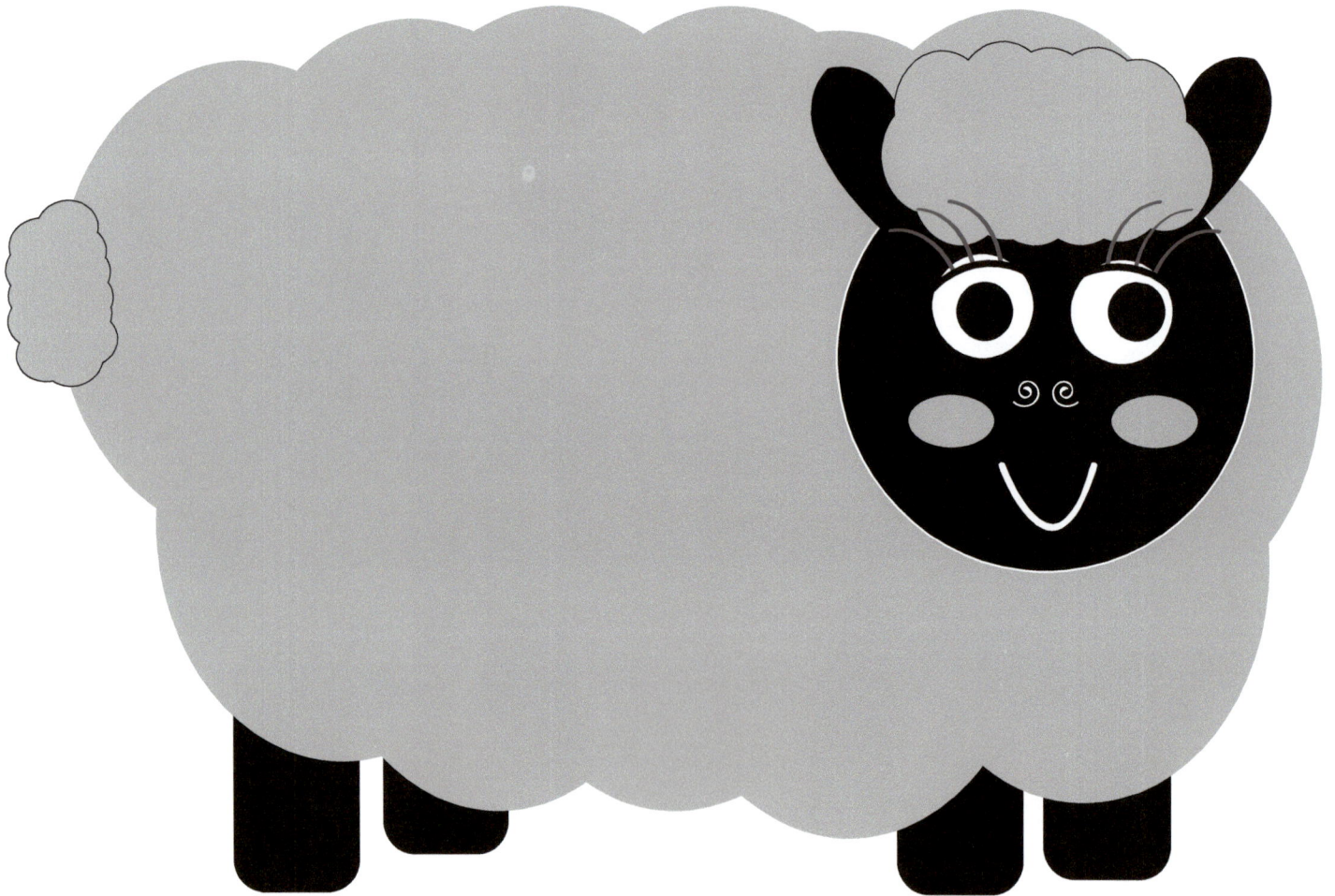

gris

¡Sé! un borrego gris

¡baaa baaa!

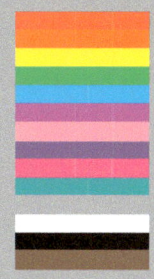

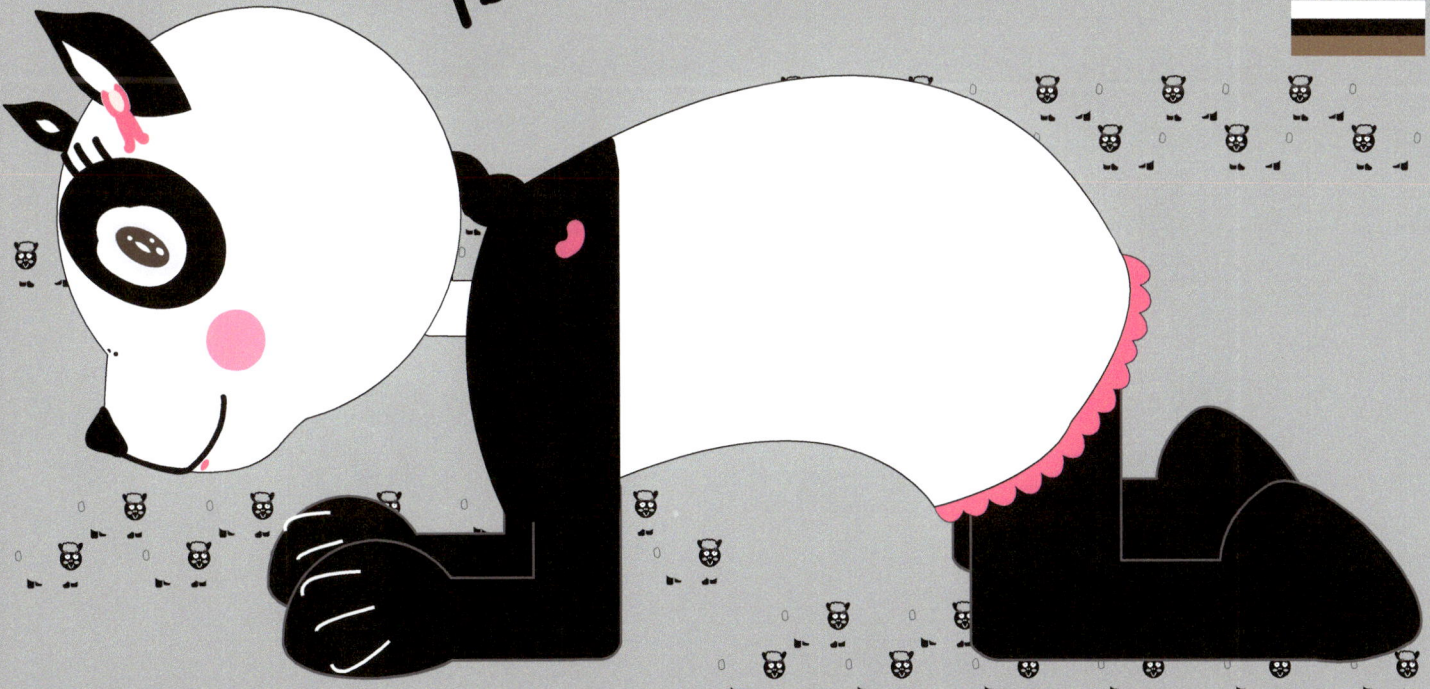

¡Ve! una vaca

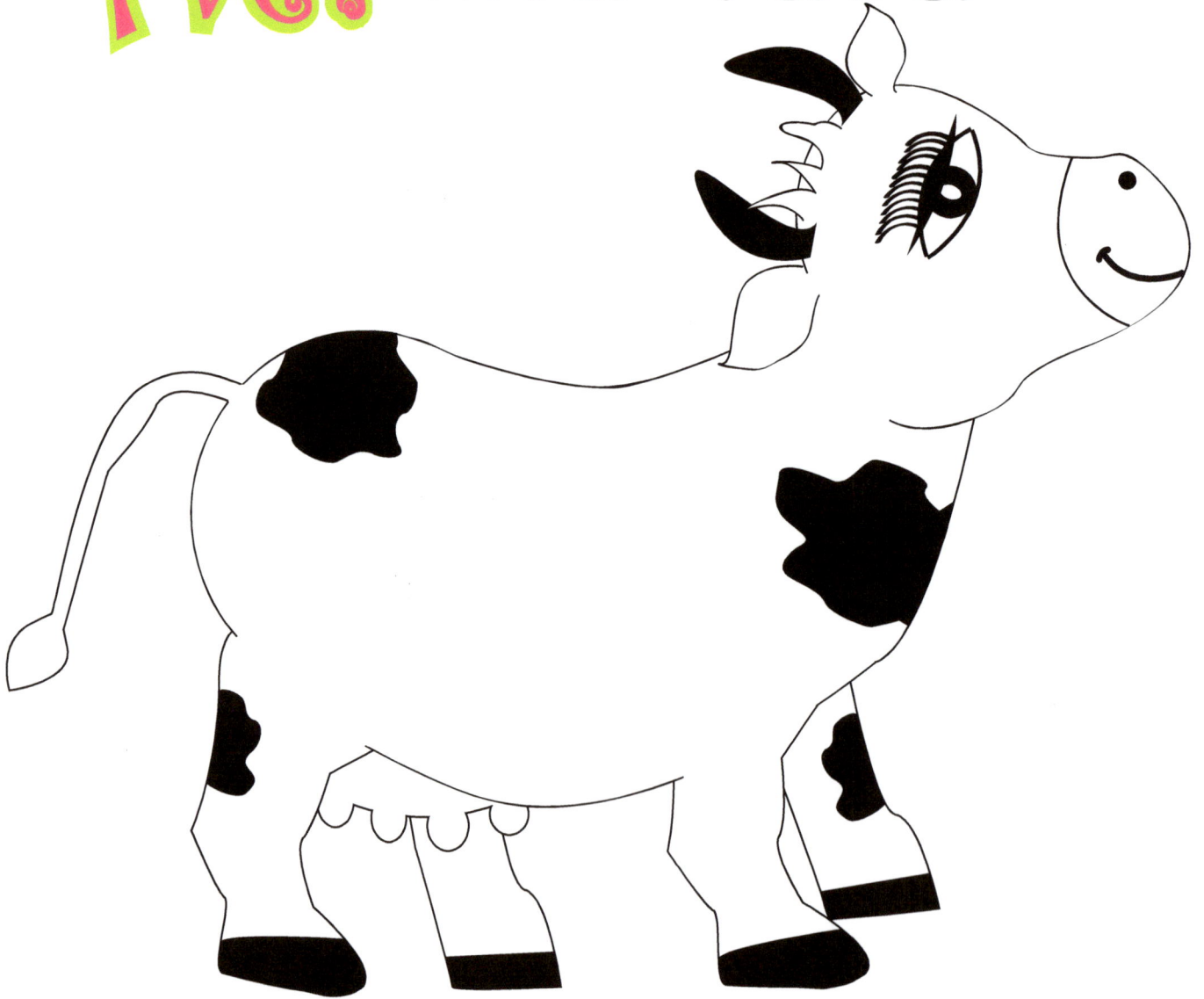

blanca

¡Sé! una vaca blanca

¡muu muu!

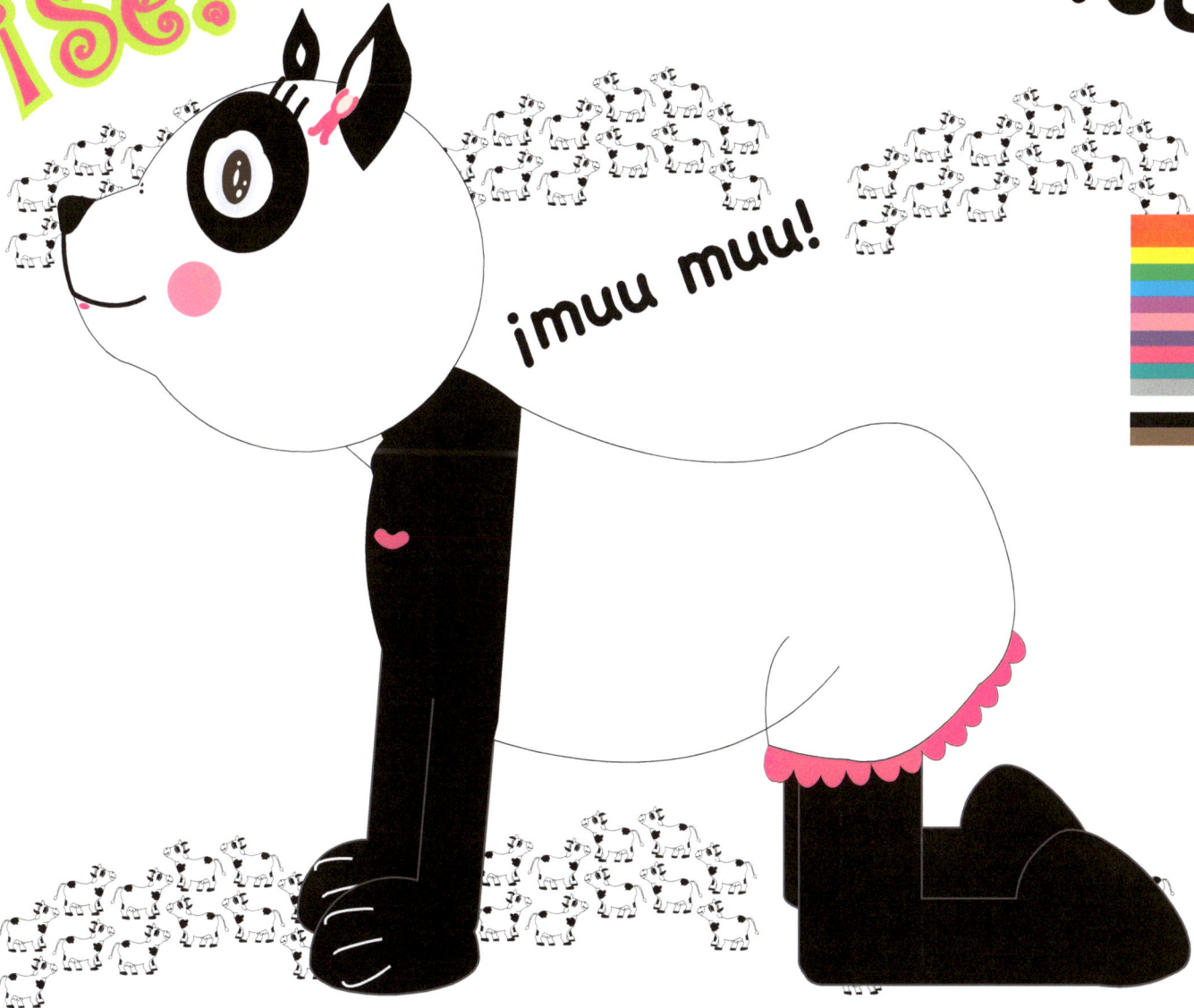
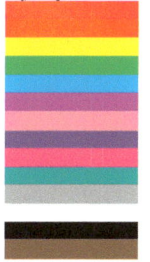

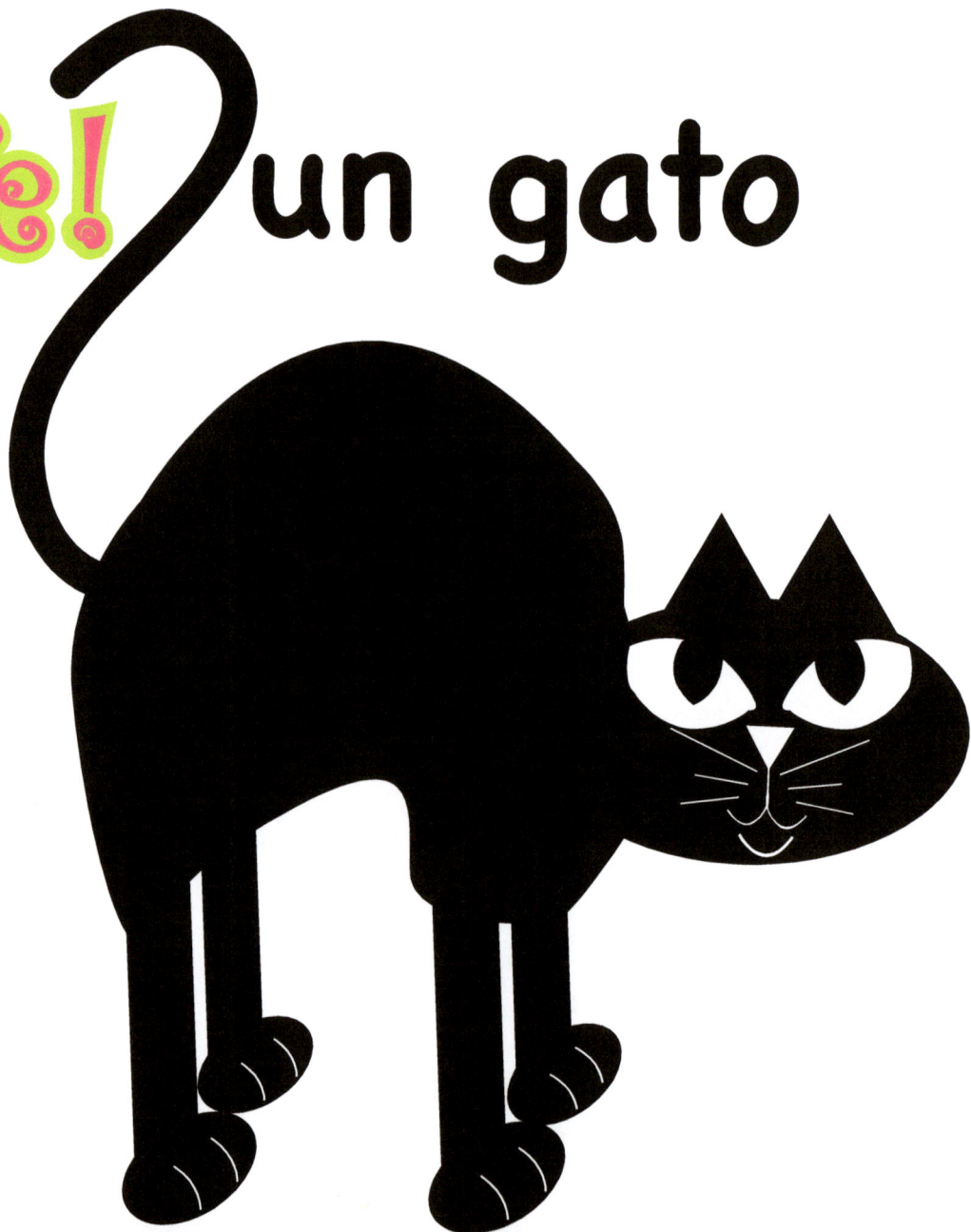

¡Ve! un gato

negro

¡Sé! un gato negro

¡miau miau!

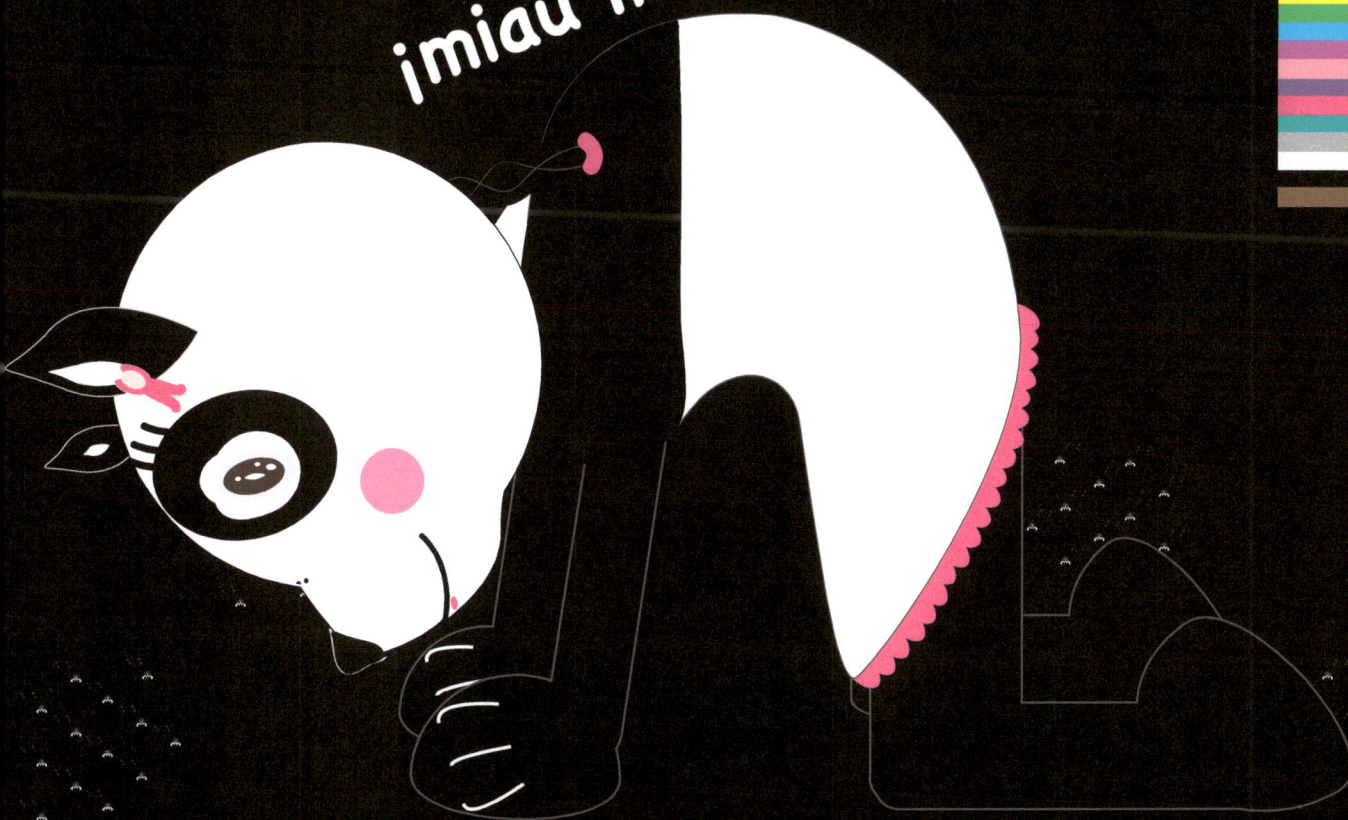

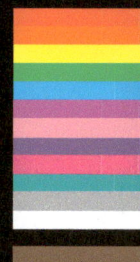

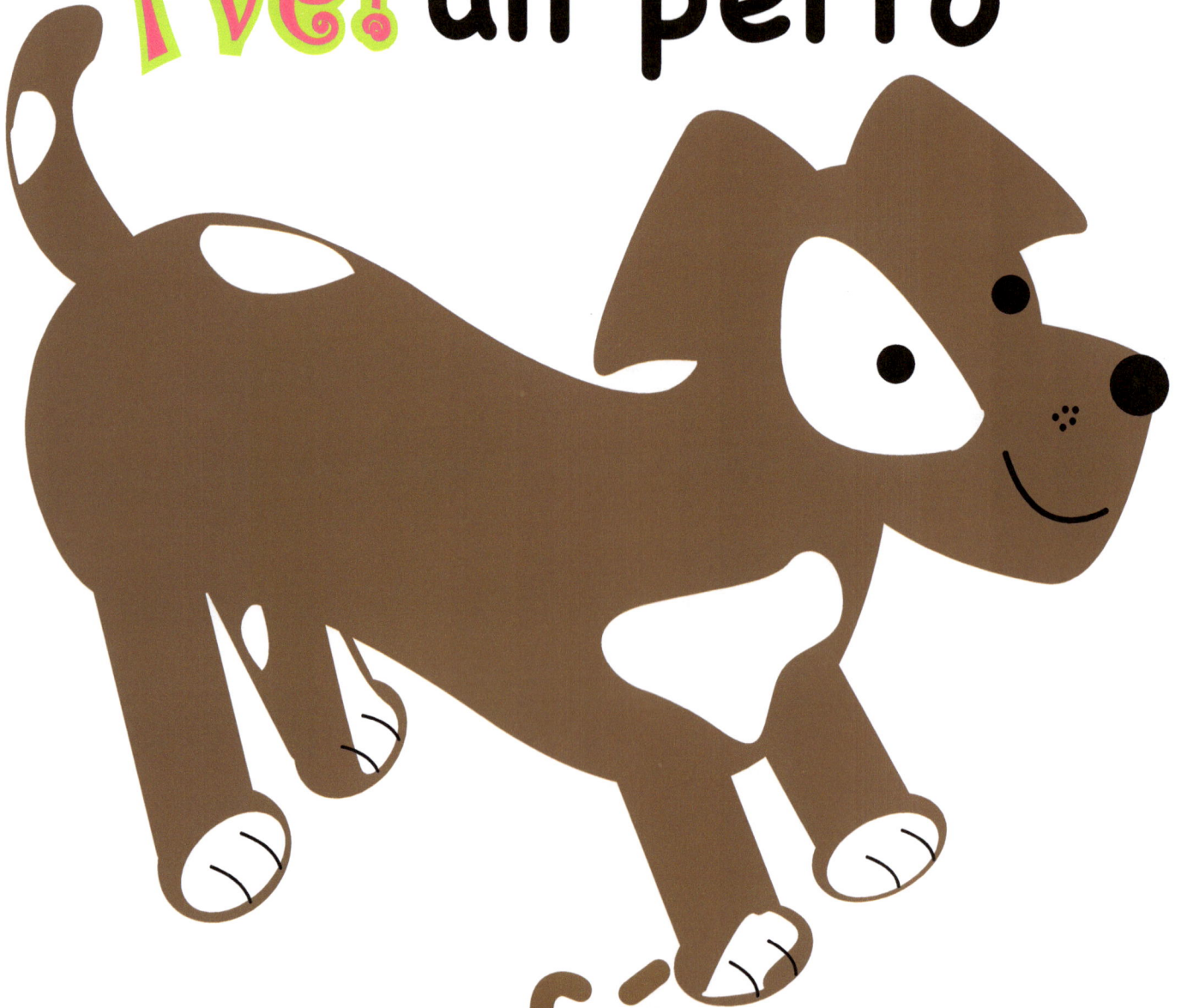

¡Ve! un perro

café

¡Sé! un perro café

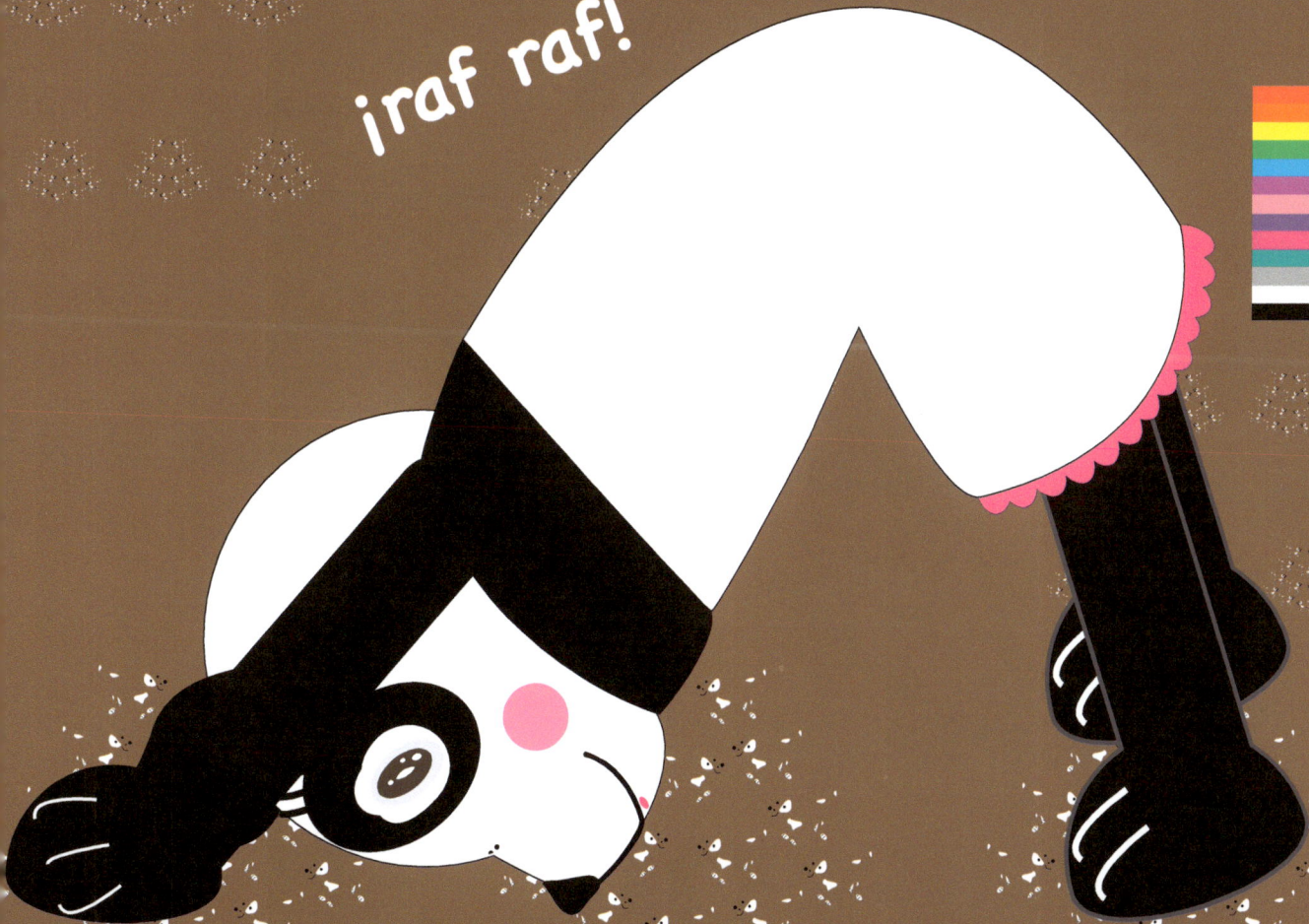

¡raf raf!

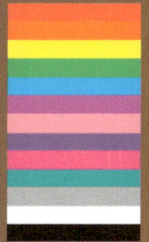

¡Ve! una estrella de mar

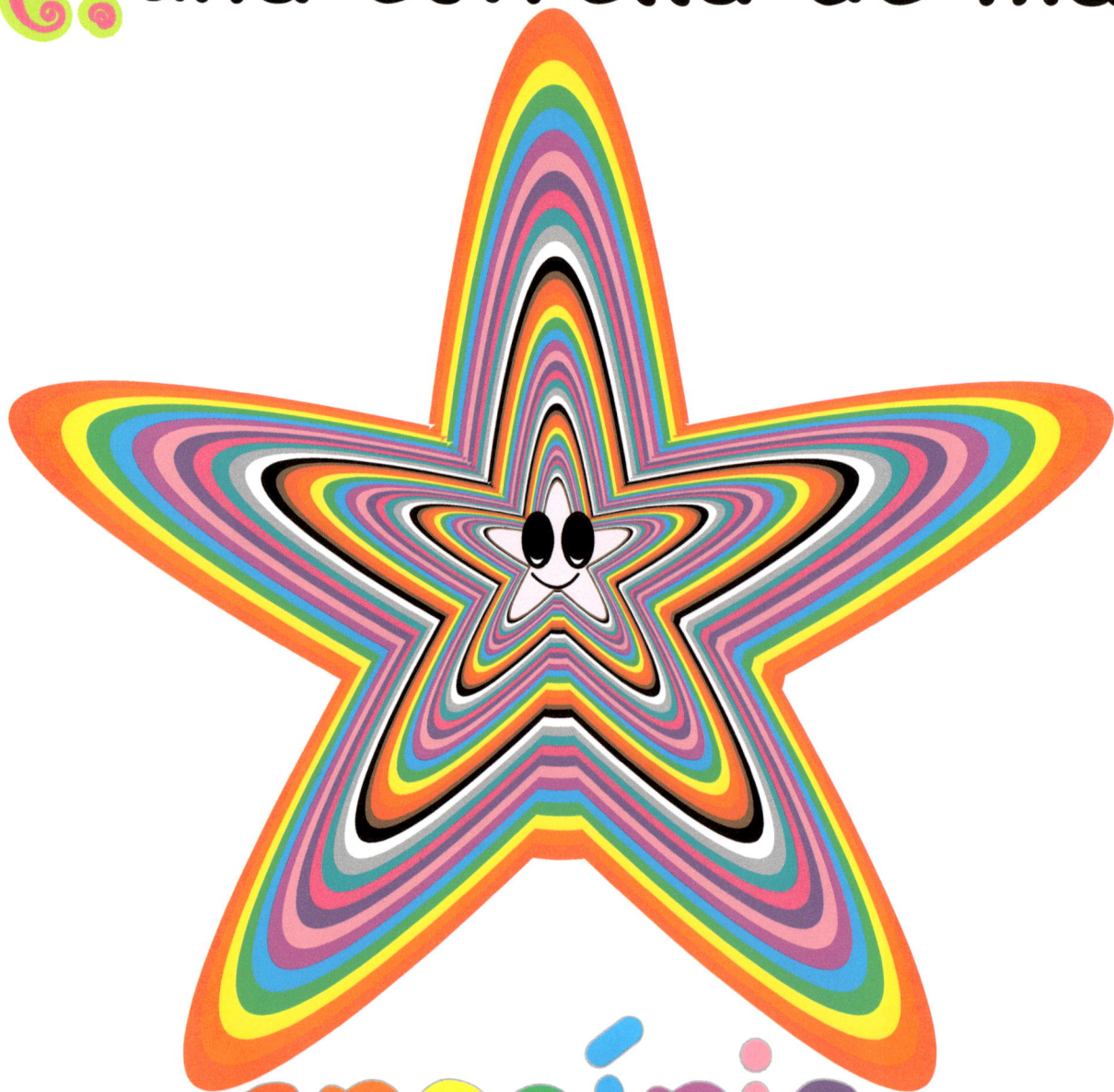

arcoíris

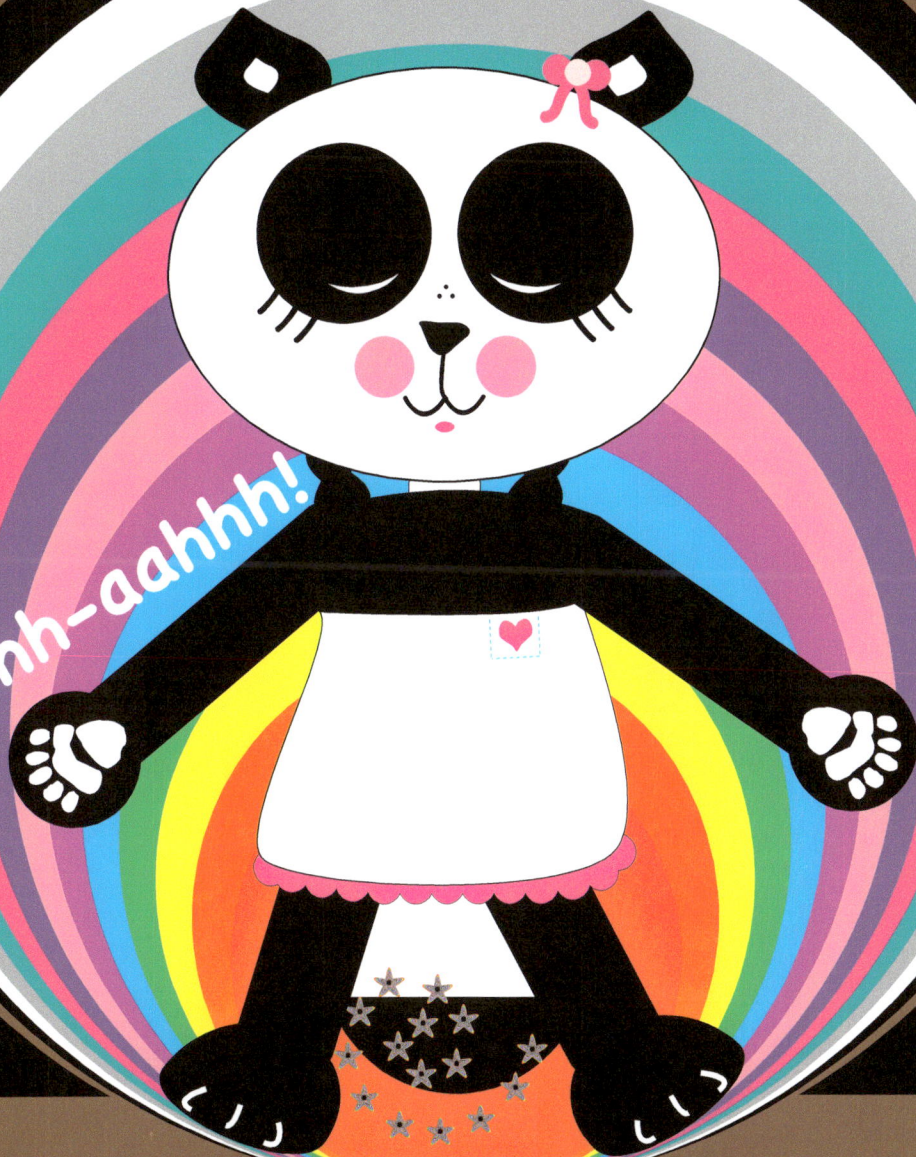

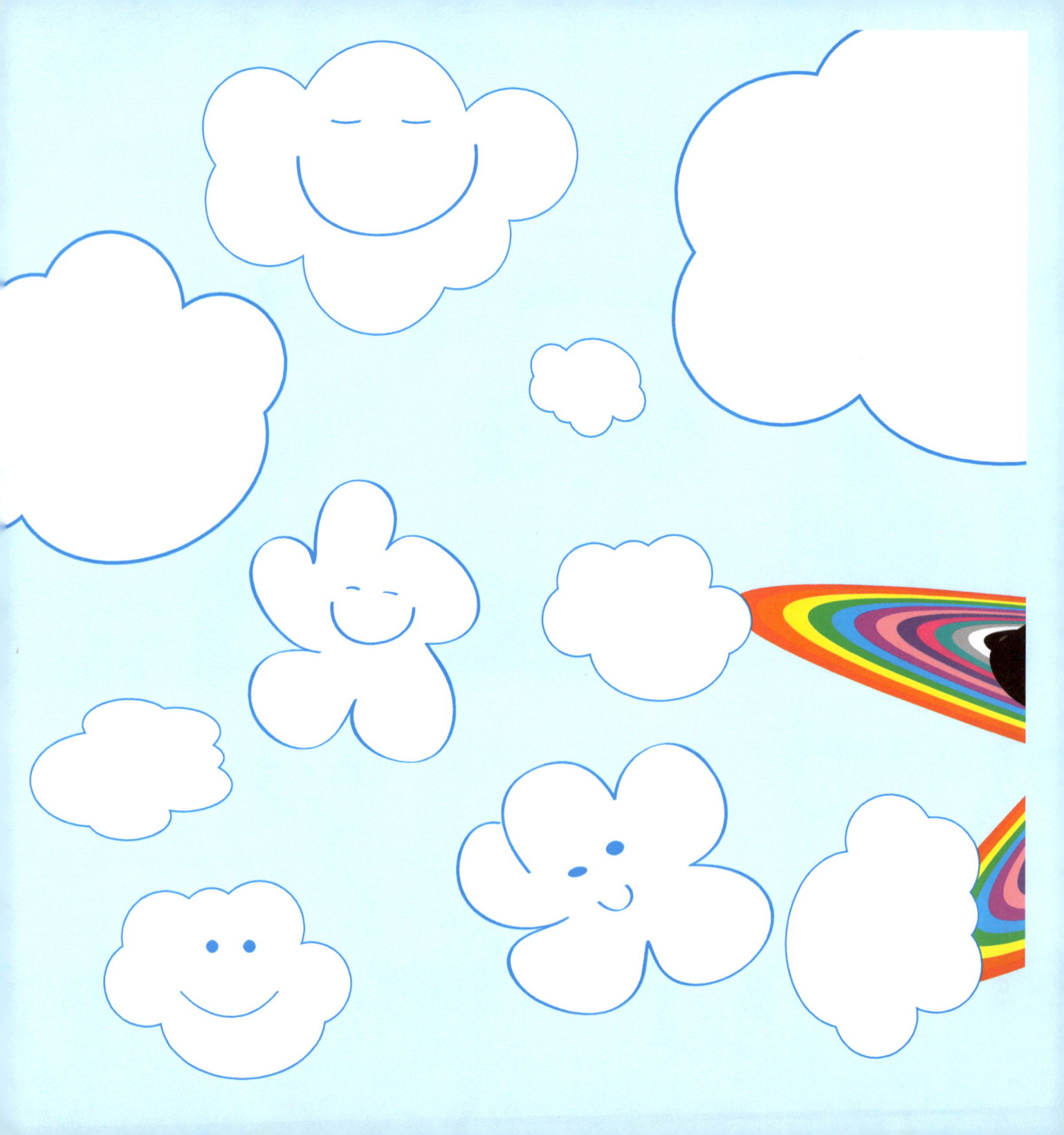

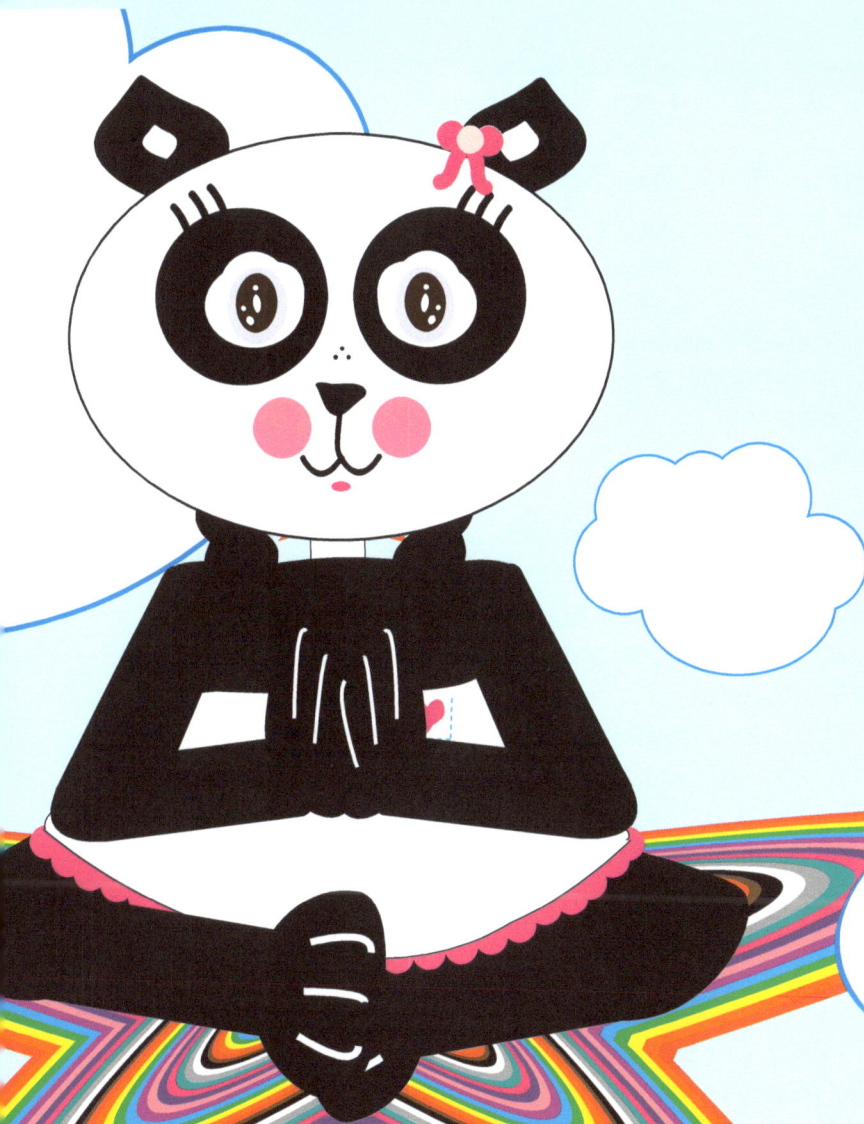

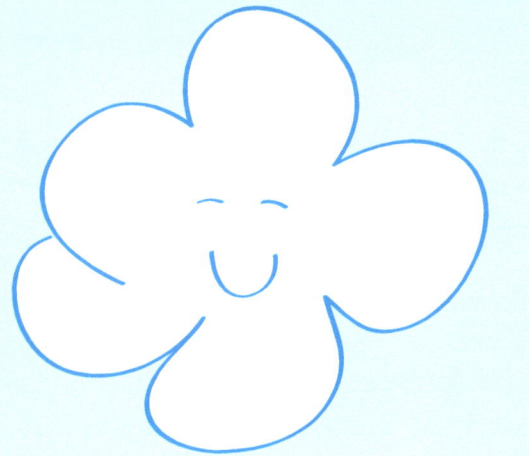

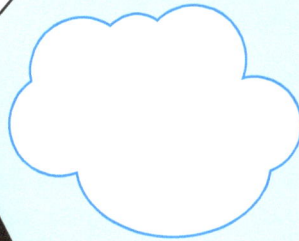

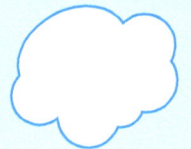

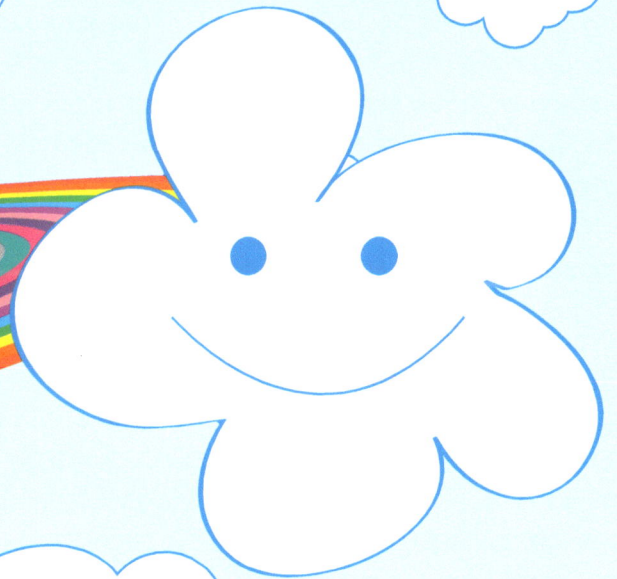

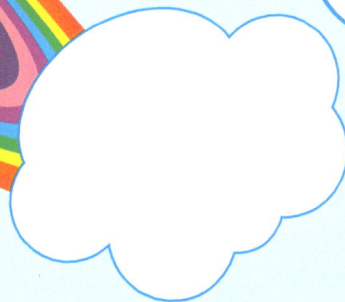

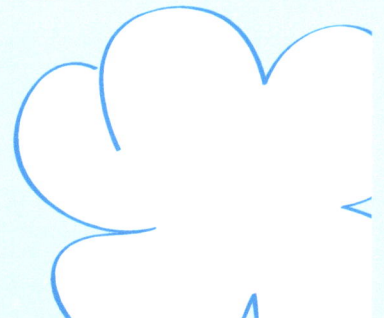

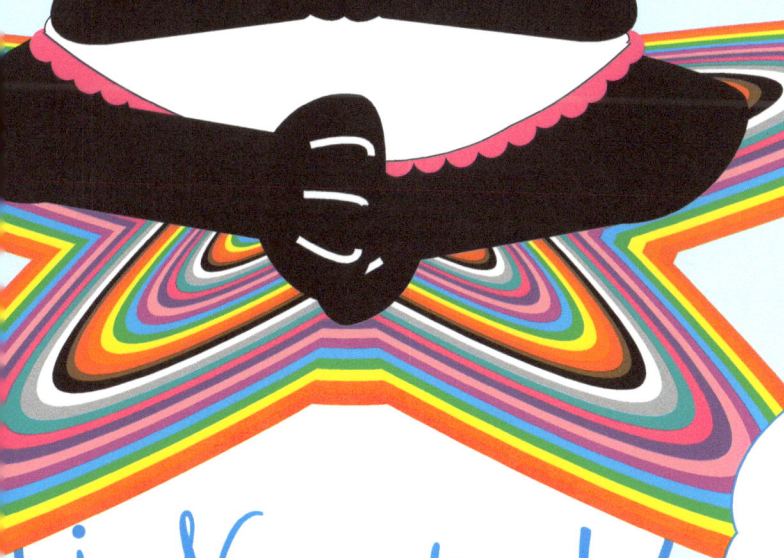

¡Namasteji!

Yoga con Happy Sachi

Los niños pequeños son curiosos por naturaleza y tienen una gran disposición para aprender, crear y probar cosas nuevas; por lo tanto, practicar yoga con ellos puede ser una experiencia saludable, memorable, llena de alegría y de energía.

En este libro, la meta de Happy Sachi es presentar el yoga a niños pequeños en una forma divertida y creativa para así inspirarlos a que usen su imaginación, y disfruten la práctica del yoga mientras que aprenden a conocer su cuerpo, sus emociones y su mente. Con este libro, además de practicar yoga, los pequeñines aprenden colores y animales.

Happy Sachi ve y reconoce a distintos animales, uno por uno; a la vez identifica su color, para luego ser ese animal; cada animal corresponde a una postura de yoga que beneficia a cualquiera que la practique, sin importar la edad. Todas las posturas de yoga que se presentan en este libro pueden brindarle a los pequeños un estado de tranquilidad y relajamiento; además, puede ayudarles a conocer mejor su cuerpo, a sentirse alegres y a mejorar su capacidad de concentración. El yoga brinda grandes beneficios a niños de todas las edades; mientras aprenden, usan su imaginación, comprenden mejor el mundo que los rodea así como sus sentimientos. Esto le permite a cada niño disfrutar de su organismo y mejorar sus experiencias desde una temprana edad. Cualquier pequeñín disfruta de explorar las capacidades de su cuerpo para sentirse seguro mientras gatea, se sienta, se pone de pie, camina, brinca y hasta si brinca en un pie.

Practicar yoga desde pequeños ayuda a los niños a mejorar su calidad de vida a través del auto descubrimiento de su propia naturaleza y su sin fin de capacidades. Es importante tener presente que el yoga con niños debe practicarse en un ambiente agradable, divertido y seguro. Debemos brindar a los pequeñines un espacio en donde ellos puedan crear y divertirse pero siempre con seguridad; no debemos forzarlos a practicar alguna postura que no les guste o con la que no se sientan cómodos. Es natural que a veces los pequeñines no practiquen las posturas de una forma perfecta, por lo tanto no hay que presionarles sino más bien orientarles, incitarles y ayudarles a sentirse seguros de sí mismos. Así que adelante y a disfrutar con tu pequeñín mientras crean, celebran y se conectan mejor.

La práctica de yoga durante la infancia puede brindar varios beneficios a cualquier pequeñín. En la siguiente página se presentan algunos de los beneficios más comunes; así como, algunos consejos para reforzar su práctica. En la parte final del libro se encuentra la guía con posturas de Happy Sachi que explica cómo practicar cada postura y sus beneficios.

Beneficios

Incrementa la fortaleza y la flexibilidad
Enseña a enfocar y sentirse tranquilo
Mejora la memoria y la concentración
Incrementa la coordinación y concientización de nuestro cuerpo
Ayuda a desarrollar la inteligencia emocional y habilidades para comunicarse
Enseña a relajar la mente y a auto-controlarse
Incrementa la auto-confianza y la autoestima
Enseña a compartir y respetar
Promueve la disciplina

Qué, cuándo y dónde:

¿Qué ropa usar? Usen ropa cómoda, que no esté apretada; también pueden usar disfraces que permitan una práctica más divertida y memorable. Si el clima o la temperatura de la habitación lo permite, siempre es recomendable hacer su práctica con los pies descalzos. Consideren el uso de accesorios que apoyen su práctica; compartan y usen su imaginación.

¿Cuándo practicar? Practiquen en cualquier momento del día que les apetezca, pero siempre es mejor con el estómago vacío o una vez terminada la digestión en el estómago.

¿Dónde practicar? Practiquen dentro de una habitación o al aire libre; encuentren un espacio que les guste y les haga sentirse cómodos. Elijan un espacio limpio y libre de desorden; es preferible practicar sobre un tapete para yoga o sobre una superficie no resbalosa y que brinde seguridad.

Guía de posturas - Happy Sachi

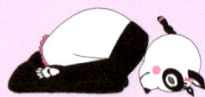

DE LA MARIQUITA – Sentado en tus tobillos, lleva tus manos al suelo y con delicadeza inclínate hacia adelante y lleva tu frente al tapete. Deja tus brazos descansar al costado de tu cuerpo con las palmas viendo hacia el cielo. Cierra tus ojos e imagina que eres una pequeñita y feliz mariquita. Esta postura ayuda a sentirse más tranquilo y relajado, y a desarrollar un sistema digestivo saludable.

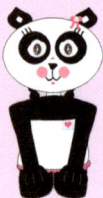

DEL LEÓN – Siéntate sobre tus tobillos, descansa tus manos en tus muslos y siente lo duro y fuertes que están cuando te sientas en esta postura. Inhala profundamente por tu nariz, levanta tus manos y ponlas como garras de león; abre tu boca y saca la lengua mientras exhalas y ruges como un león. Hazlo tantas veces como gustes. Esta postura ayuda a soltar tensión en el sistema nervioso, y a purificarlo.

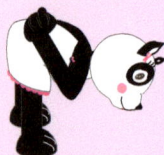

DE LA ABEJA – Ponte de pie muy derechito, lleva tus brazos hacia atrás y entrelaza tus manos detrás de tu espalda dejando los dedos índice apuntando hacia afuera como si fueran el aguijón de una abeja. Inclínate hacia adelante hasta la altura de tus caderas; con tu espalda derechita mira hacia adelante y camina despacio. Imagina que eres una linda y zumbadora abejita. Esta postura ayuda a estirar los brazos, a abrir los hombros y a mejorar el equilibrio.

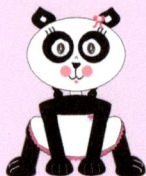

DE LA RANA – Ponte de pie con los pies separados; flexiona tus rodillas quedando en cuclillas como una rana. Pon tus manos en el suelo frente a ti y lleva tus caderas arriba y abajo tantas veces como lo desees, mientras croas como una rana contenta. Si lo prefieres, puedes saltar desde tu posición de cuclillas. Esta postura ayuda a mejorar el equilibrio, a estirar y a fortalecer los ligamentos y a desarrollar coyunturas saludables.

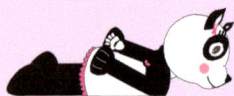

DEL PEZ – Recostado sobre tu estómago, imagina que eres un pez que nada en lo profundo del océano. Mira al frente y lleva tus brazos al costado de tu cuerpo y levántalos de manera que las palmas de tus manos queden de frente una a la otra. Mueve tu boca imitando la de un pez. Esta postura le dará un buen estirón a toda la espalda, y ayudará a fortalecerla.

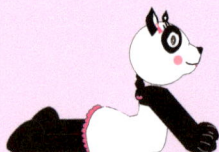

DE LA VÍBORA – Recostado sobre tu estómago lleva tus manos debajo de tus hombros, teniendo los brazos al costado de tu cuerpo; mantén tu frente en el suelo. Despacio y con delicadeza lleva tu cabeza y pecho hacia arriba, apoyando tu peso en tus manos y en la parte baja de tu columna. Imagina que eres una linda víbora y sisea como tal. Cuidadosamente puedes voltear tu cabeza de un lado al otro para ver qué hay a tu alrededor. Esta postura ayuda a estirar y a fortalecer la parte baja de la espalda.

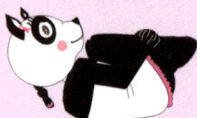

DEL CERDO – Recostado sobre tu espalda lleva tus rodillas al pecho y abraza tus espinillas entrelazando tus manos. Levanta tu cabeza para ver los deditos de tus pies y balancéate sobre tu espalda, hacia adelante y hacia atrás. Gruñe como un lindo y alegre cerdito que juega en el lodo. Esta postura ayuda a relajar la tensión de la espalda y a fortalecer el centro del cuerpo.

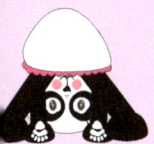

DEL ELEFANTE – Ponte de pie con tus pies separados; despacio y con delicadeza inclínate hacia adelante y hacia abajo. Deja tus brazos caer relajadamente tratando de alcanzar el suelo. Mira hacia atrás por en medio de tus piernas, pisotea y brama como un gran elefante. Esta postura ayuda a estirar la espalda y las piernas, así como a relajar el cuello y los hombros.

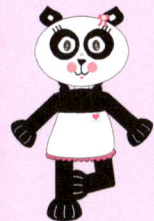

DEL FLAMINGO – Ponte de pie muy derechito y extiende tus brazos hacia los lados como las alas de un flamingo. Mira hacia adelante a un punto fijo para ayudarte a mantener el equilibrio mientras levantas un pie y lo llevas hacia tu pantorrilla o a tu muslo opuesto. Imagina que eres un feliz flamingo y canta como tal. Intercambia tus piernas y mantén tu equilibrio. Si te parece difícil, toma la mano de un adulto. Esta postura ayuda a mejorar el equilibrio y la concentración.

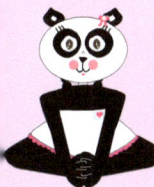

DE LA MARIPOSA – Siéntate muy derechito, dobla tus rodillas de manera que puedas juntar las plantas de tus pies. Abraza tus deditos de los pies con tus manos y empieza a mover tus rodillas hacia arriba y hacia abajo para imitar el movimiento de las alas de una linda y alegre mariposa. Esta postura ayuda a estirar las ingles, a mejorar la flexibilidad y a relajar los músculos de las piernas.

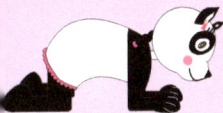

DEL BORREGO – Inicia esta postura en cuatro puntos con tus rodillas debajo de tus caderas. Dobla tus brazos para reposar tus codos sobre el suelo y mira hacia adelante mientras que balas como un alegre y suavecito borrego. Esta postura ayuda a relajar tensión en la espalda y a fortalecer la parte superior de los brazos.

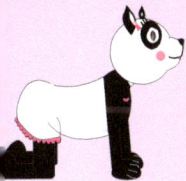

DE LA VACA – A partir de la postura del borrego, endereza tus brazos; asegúrate que tus rodillas están justo debajo de tus caderas y tus muñecas hacen una línea recta con tus hombros. Mira hacia al cielo y lleva tu abdomen y la parte baja de tu columna vertebral hacia el suelo. Imagina que eres una linda y alegre vaquita y muge como tal. Esta postura ayuda a relajar tensión desde el cuello hasta la parte baja de la columna.

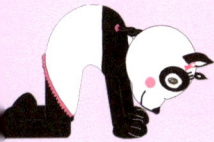

DEL GATO – A partir de la postura de la vaca, con tus rodillas debajo de tus caderas y tus muñecas en una línea recta con tus hombros, lleva tu cabeza hacia abajo como tratando de alcanzar tu pecho con tu barbilla y mira tus piernas; arquea toda tu espalda como un gatito enojado. Lleva tu ombligo hacia la espalda y maúlla como un lindo gato. Esta postura ayuda a relajar la parte baja de la columna y a dar flexibilidad a toda la columna vertebral.

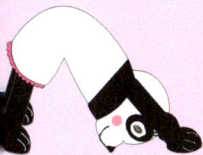

DEL PERRO – Con tus manos y pies en el suelo, levanta tus caderas hacia el cielo con las rodillas bien derechitas. Presiona tus tobillos hacia el suelo mientras ladras como un alegre perrito. Mira hacia tus pies y asegúrate de no poner tu cabeza en el suelo. Esta postura ayuda a estirar los músculos de las piernas y de las pantorrillas; así como a fortalecer y a ajustar tu columna vertebral.

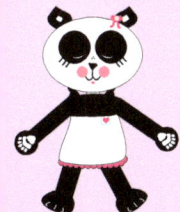

DE LA ESTRELLA DE MAR – Recuéstate sobre tu espalda con tus pies y brazos separados y con las palmas de las manos hacia el cielo. Cierra tus ojos y respira despacio y profundo mientras relajas cada parte de tu cuerpo. Imagina que eres una tranquila y alegre estrella de mar que reposa bajo el sol. Esta postura ayuda a relajar la mente y el cuerpo profundamente.

Dedico este libro a mi familia con quienes estoy profundamente agradecida por creer en mi y por alentarme a creer en mis sueños. Les agradezco todo su apoyo, amor y paciencia. Gracias, es una bendición contar con ustedes.

También quiero agradecer a mis amigos, amigas y maestros por compartir su sabiduría conmigo; por su orientación y por las experiencias que disfruto a partir de sus enseñanzas. Agradezco de una manera muy especial a mis preciosos estudiantes ya que han sido mi principal fuente de inspiración. Les agradezco de corazón por su creatividad y entusiasmo.

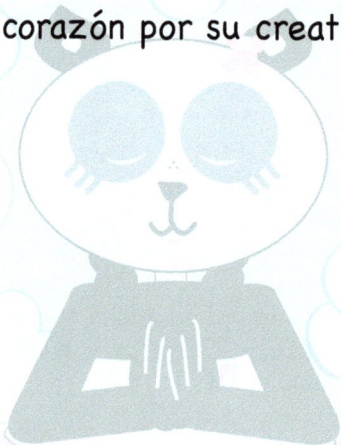

Agradezco de manera especial a:

Abu, Angel, Arjan, Audrey, Ben, Brendan, Camelia, Cecilia, Chen, Cindy, Dan, Daniel, David, Elisabeth, Francis, Ganesh, Gloria, Harumi, Hiroko, Hiroshi, Humberto, Irene, Ivan, Jai Hari, Jeymi, Joao, Jodi, Lagrima, Mayumi, Michelle, Miyuki, Mireya, Paulina, Sandy, Shao Kun, Shuo, Yuan, Ying, Xin.

¡Namasteji!

www.ingramcontent.com/pod-product-compliance
Lightning Source LLC
Chambersburg PA
CBHW060859270326
41935CB00003B/36

* 9 7 8 0 9 8 5 9 9 2 6 1 3 *